民族医药抢救性发掘整理

阿昌族
医药简介

陆宇惠　赵景云　主编

中医古籍出版社

图书在版编目（CIP）数据

阿昌族医药简介/陆宇惠，赵景云主编. —北京：中医古籍出版社，2014.6
（民族医药抢救性发掘整理）
ISBN 978-7-5152-0555-7

Ⅰ. ①阿… Ⅱ. ①陆… ②赵… Ⅲ. ①阿昌族—民族医学 Ⅳ. ①R296.2

中国版本图书馆CIP数据核字(2014)第010240号

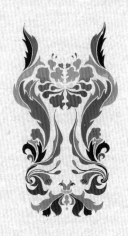

民族医药抢救性发掘整理

阿昌族医药简介

陆宇惠　赵景云　主编

责任编辑　孙志波
装帧设计　韩博玥　张雅娣
出版发行　中医古籍出版社
社　　址　北京东直门内南小街16号（100700）
印　　刷　廊坊市三友印务装订有限公司
开　　本　710×1000　1/16
印　　张　10.25
字　　数　133千字　彩插49幅
版　　次　2014年6月第1版　2014年6月第1次印刷
印　　数　0001～2000册
书　　号　ISBN 978-7-5152-0555-7
定　　价　40.00元

序

满族、鄂温克族、布朗族、怒族、傈僳族、佤族、德昂族、阿昌族、哈尼族、仫佬族等10个少数民族传统医药的发掘整理是国家"十一五"科技支撑计划资助项目"民族医药发展关键技术示范研究"课题，也是一项民族医药抢救性发掘整理任务。这项工作，在中国中医药科技开发交流中心的组织指导下和有关民族地区一批专家的努力发掘下，从2008年启动到2011年结题，历时3年终于完成，取得了丰硕的成果。不仅推动了当地的民族医药工作，而且编著出版了这套《民族医药抢救发掘整理丛书》，使无形的文化遗产变成了有形的文本记录。这是我国民族医药事业发展建设的一项重要成果，为我国传统医药非物质文化遗产保存、保护了一份可贵资料。

民族文化是民族医药之母。上述10个民族中有8个民族信仰萨满教或原始宗教即自然崇拜、多神崇拜和祖先崇拜，有两个民族信仰南传佛教。他们的宗教信仰影响了他们的世界观、生命观和疾病观，以致传统医药中保留了不少"医巫不分""医巫一体""鬼神作祟""神药两解"的成分或痕迹。这一点，最容易引起现代科学者的反感；有人甚至攻其一点，不及其余，对民族医药采取完全否定的态度。但这正是民族文化难以回避的问题。因为，一方面，任何传统医药都有医巫不分的童年；另一方面，"神药两解"在不断的医疗实践中有了变化，也有了新意，已不是一般的望文生义所能理解和愿意理解的。《黄帝内经》云："拘于鬼神者，不可与言至德。"（见"五脏别论篇"）春秋时代的名医扁鹊说："故病有六不治。骄恣不论于理，一不治也；轻身重财，二不治也；衣食不能适，三不治也；阴阳并，脏气不定，四不治也；形羸不能服药，五不治也；信巫不信医，六不治也。"这第六个不治，与《黄帝内经》"不可与言至德"内外呼应，成为中医脱离"医巫不分"的有力证明。但许多民族医药还没有达到这个程度。纵然如此，民族医药仍不失为伟大医药宝库的重要组成部分。西方无数的政治家、科学家都是有神论者，他们相信上帝、相信真主，经常遇事祷告，按着圣经宣誓，人们习以为常，不以为奇，而唯独中国的一部分科学工作者和管理工作者，高举科学主义的大旗，对民族医药责难有加，苛求无尽，不欲其生。在长期处于发展中的中国，在认知文化多样性的今天，这种狭隘的"科学观"实在令人费解。

从总体上看，《民族医药抢救发掘整理丛书》对每个民族医药的记述包括四个部分：一是本民族的基本情况、文化背景、民间习俗；二是养生观念、起居饮食、病因病原、诊断治疗等传统医药知识；三是草药资源和草药应用；四是医药历史和医林人物。其发掘整理的深度并不一致。有的如满医药、佤医药、哈尼医药过去已有人收集整理，出版过书籍。不过这一次做得更加全面更加系统。《民族医药抢救发掘整理丛书》对民族医药的诊疗、方药的收集最为着力，但正如《阿昌族医药》的编著者所言："这些治疗方法与用药经验以"碎片"的形式高度分散在各个阿昌医的头脑里，以本民族语言流传于民间。"其他民族医药也是大抵如此。特别是时至今日未发掘整理某些民族医药，其丢失衰败的程度已相当不堪。要完整地收拾这一片"原生态"的领域，事实上已经不可能了。身怀绝技的民族民间医生，已如凤毛麟角。所以这一批抢救得来的10种民族医药资料，就显得尤其珍贵。

从20世纪80年代以来，中国进入解放思想、改革开放的新时期。1984年，卫生部和国家民委在呼和浩特市召开了第一届全国民族医药工作会议，提出了继承发展民族医药的全面规划和整理发掘民族医药的具体任务。近30年来，发掘整理基本上接近完成，还有20个少数民族的传统医药尚待发掘，他们主要是人口较少民族。数量虽少，但任务艰巨。因为他们都在边远贫困地区，居住分散，交通不便。但作为兄弟民族的传统文化，乃千百年来群众的创造与积累，源自乡村野老，长于草根之间，我们必须同等对待，同样珍惜。陶弘景曰："或田舍试验之法，或殊域异识之士，如藕皮散血起自庖人，牵牛逐水近出野老；饼店蒜齑，乃是下蛇之药；路边地菘，而为金疮所秘。此盖天地间物类，莫不为天地间用。"也正如赵学敏《串雅·自序》所言："谁谓小道不有可观者欤！"因此，面对人口较少民族的民族医药，无论其发掘整理存在多大困难，我希望通过总体安排，精心组织，再来一次抢救性发掘整理，把课补完，以全面完成这项历史任务。

是为序。

国家中医药管理局原副局长

中国民族医药学会名誉会长

诸国本

2012年9月9日

前　言

我国是一个由 56 个民族组成的多民族国家。民族医药是我国少数民族的传统医药，是我国传统医药学的重要组成部分，有着自己独特的医疗特色，也是民族文化的重要内容之一。

建国以来，党和政府非常重视民族医药工作，制订了一系列方针政策，扶持发展民族医药，使我国民族医药在发掘整理、推广应用以及传承发展等方面取得了很大的成就。

为了进一步加快民族医药的发展，解决影响民族医药发展中的关键技术问题，为民族医药发展提供科技支撑，科技部于2007 年启动了国家"十一五"科技支撑计划项目"民族医药发展关键技术示范研究"，"10 个尚未发掘整理的民族医药抢救性研究"属于上述项目研究的一个课题，课题编号为 2007BAI48B10。研究目标为对尚未开展发掘整理的哈尼族、布朗族、傈僳族、德昂族、怒族、阿昌族、仫佬族、鄂温克族、满族、佤族等 10 个民族的民族医药进行抢救性发掘整理，针对我国各民族医药目前处于不同的发展阶段的现状，开展系统的调查研究，形成民族医药发展研究报告，提出民族医药发展对策建议。

"阿昌族医药的抢救性发掘整理研究"是"10 个尚未发掘整理的民族医药抢救性研究"的子课题之一，子课题编号为 2007BAI48B10-05。研究目标为对尚未开展发掘整理的阿昌族医药进行抢救性发掘整理，对阿昌族医药进行原汁原味的保留、保护，为今后开展阿昌族医药的深入研究提供科技支撑。这也是国家层面首次组织医药专业技术人员对阿昌族医药进行规范性挖掘整理研究。

云南省中医中药研究院为"阿昌族医药的抢救性发掘整理研究"子课题的承担单位。2008 年以来，在国家、省、州、县等相关机构和人员的指导和协助下，课题组成员深入阿昌族主要聚居区的德宏傣族景颇族自治州梁河县九保阿昌族乡和曩宋阿昌族乡，陇川县户撒阿昌族乡，大理白族自治州云龙县漕涧镇仁山阿昌族乡，保山市腾冲县等 3 个州市的 4 个县 5 个乡，灵活运用专题座谈、人物访谈、实地调查和文献查阅等研究方法。实地走访 40 人，70 人次，对 8 位代表人物进行了专访，对其中 5 位长期从事阿昌族医药的人物进行了两年的追踪。

调研发现了阿昌族民间医的特色医疗技术，主要以"五观"和"四柱脉"法及"摸颈动脉"等方法诊断疾病。"五观"是观其面色，面色分为青、黄、白、赤、黑。面青：病情可能与肺、胃有关；面黄：病情可能与肝、胆有关；面白：病情可能与妇科流血、肾衰竭有关；面赤：病情可能与脾、胃、肾虚有关；面黑：病情可能与肝有关。"四柱脉"为四肢脉。上肢：病人掌心向上，医生用双手的食指、中指、无名指从病人手外侧摸腕关节旁的脉。食指把寸脉，管头部；中指把关脉，管中部；无名指把尺脉，管下部。下肢：医生用双手食指把脚面上的天平脉，天平脉的位置在踝关节旁脚背中间处，管下盘，腰及以下为下盘。哪个脉有顶的感觉时，则对应的器官有病变。脉又有浮脉、弱脉、迟脉和顽脉等。之后双手交叉搭在患者的双脚背上，最后再摸"颈动脉"。结合患者临床症状等对症开药。

在公开出版物中发掘出有少量阿昌族医药记载的书籍 5 本 3000 字；注明为阿昌族使用的药材 124 种；挖掘出 1980 年以后写成的手稿 5 篇 3000 字和记载药方的小册子 1 本 3000 字。在长期从事阿昌族医药人物的家中实地收集到药材样品 42 种，实地采集到药用植物标本 110 份。进行了阿昌族概况、医药发展历史沿革、常用的医技医法、对于疾病的防治与养生保健的认识、常用的药物和单方、验方、秘方、医药代表人物以及文献资料等的发掘整理研究，发表了相关学术论文 3 篇。

通过 3 年多的抢救性发掘整理的工作和研究，初步揭示了阿昌族医药的现状；了解了阿昌族医药近代的演变过程，基本证实了阿昌族历史上确有本民族医药存在。阿昌族民间医药主要集中在大理云龙县漕涧镇仁山村，有传承明晰的以李华凤（已过世）弟子朱文光、李正春、李宗海和左志龙为代表的五代阿昌族民间医生。主要以医治骨伤、跌打、妇科疑难杂症为主。其医治骨折主要以复位后以比对法或比量法外包草药为主，辅以内服草药。其弟子们在李华凤医治病种的基础上还能治疗肾病、冠心病、糖尿病、泌尿系结石和关节炎等疾病，同时兼治多种常见病、多发病。

阿昌族虽是人口较少民族之一，但也客观存在着具有本民族特点的医药。阿昌族医药是我国民族医药的重要组成部分，目前处于抢救发掘整理的起始阶段，非常有必要继续进行系统的抢救性研究。阿昌族医药的现状是有本民族的民间医、有本民族的特色诊疗方法和药材、对一些疾病有治疗效果，切切实实地发挥着作用。我们必须承认并尊重它的医疗作用和学术价值，阿昌族医药具有深度研究开发的意义。由于阿昌族医药具家传性、保守性、单传性、口传性、散在性、非系统性、非理论性、有民族语言而无民族文字和文字资料较少等特点，对阿昌族医药现状的调研成为发掘整理的主要方法。我们应采用更加科学规范的方法队阿昌族医药进行追踪研究。

本课题的顺利实施，为今后继续开展阿昌族医药的抢救性发掘整理和深入研究提供了坚实的基础和依据，也使我们进一步认识到对阿昌族医药继续抢救发掘整理的必要性和迫切性。

目　录

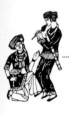

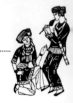

第一章　阿昌族基本情况

阿昌族是中国云南境内最早的世居民族之一。古代汉文史籍中的"峨昌""娥昌""莪昌""阿昌"或"萼昌"等，都是不同时期对阿昌族的称谓。新中国成立后，根据本民族意愿，统称为阿昌族。

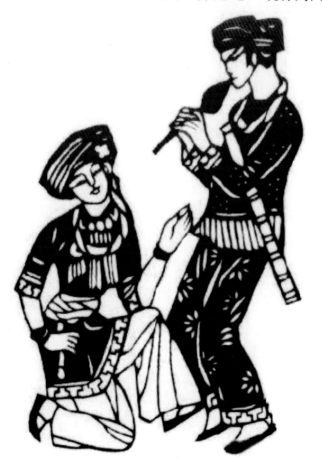

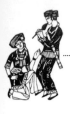

第一节　阿昌族的历史沿革

一、阿昌族族源及民族形成

据古籍记载及近、现代专家学者考证，阿昌族是古代氐羌族群中的一部分在向南流徙及衍化过程中逐渐形成的。

游牧于我国西部高原的古代氐羌族群，先秦至南北朝时期，主要分布在今甘肃省兰州以西、青海省西宁以南的辽阔区域。由于当时中国西北广大地区的民族族群众多，民族关系复杂，西部羌人部落时常受到其他民族势力的侵扰，生存受到了威胁，于是，先秦时期就开始向南流徙。汉代南迁人数逐渐增多，到了东汉以后，大量羌人南徙进入川西南及云南、贵州等地。

羌人部落迁入西南地区后，与原有或早先进入西南的夜郎、滇、邛都、白马、钱等民族部落长期杂处，互相依存，以至互相融合，到唐初出现了不同名称的部落，其中较大的有僰、叟、摩沙、爨等。

到了唐代，叟、爨等部落进一步衍化，分化为许多部落，阿昌族先民就是其中的一个，主要流居于今澜沧江上游以西至缅甸克钦邦境内伊洛瓦底江上游以东的辽阔地带。因这一带地区当时统称"寻传"，而阿昌族先民又是居住在这一地区的主要部族，所以，在唐代文献史书上称之为"寻传蛮"。《蛮书》卷四记载："寻传蛮，阁罗凤所讨定也。"卷三记载："阁罗凤'西开寻传，南通骠国'。"到13世纪末（元成宗大德年间），便开始以"阿昌"这一统一名称称呼阿昌族的祖先。

在元代，阿昌族不仅有统一的"阿昌"族称，并且当时居住的地理位置分布与现在阿昌族聚居的位置分布基本一致。这说明，阿昌族先民们自元代始，居住的地域已相对稳定，"迁徙无常"的生活为相对安定的定居生活所代替，进入了固定居住的生活阶段。

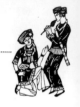

二、阿昌族在云南境内的迁徙及历史

据清董善庆《云龙记往》载，云龙"俄昌"人，自其首领早慨始传至元末，已有35代。早慨制定"铁印券"，规定酋长以长子继承，开始了世袭制。

早慨以后十余世，"俄昌"人日益强盛，与金齿、僰国皆通商。约10世纪，受大理王段氏封诰。当时外来商人教会阿昌人民种田，农业逐步发展。元、明设云龙州，大量白族、汉族人民相继迁入。这里的"俄昌"人，部分西迁至腾冲一带，部分融合于白族、汉族中。

今德宏州和腾冲一带，元以前即有"俄昌"人居住（《元史地理志·金齿宣抚司》），明正德《云南志》认为即唐代的"寻传"人。那时"寻传"人属南诏的镇西节度管辖，还过着"俗无丝纩""散漫山中无君长"的原始生活。"寻传"人在发展过程中至元明时期已逐渐分化为阿昌族的一部分。

明洪武十六年（1383）左纳率部归顺明朝。洪武年间，明太祖敕赐汉人段保为云龙州掌印土知州，阿昌族降为被统治民族，并向西南迁至德宏境内，渐失本土。

阿昌族聚居的户撒，明初属麓川宣慰使司。15世纪中叶，明将王骥三征麓川后，属陇川宣抚司。王骥分封其属官赖罗义和况本为把总，分别掌管户撒，成为世袭领主。阿昌族人民从驻守边疆的汉族屯兵那里学会了耕种水田、打制铁器的技术，促进了阿昌族农业和手工业的分工，商品经济有了初步发展。

清初承袭了明代的土司制度。吴三桂把户撒地区改为"勋庄"。康熙三十一年（1692），废"勋庄"，仍归原先赖、况两家承袭。雍正二年（1724），户撒地区归腾越州管辖。乾隆年间，南甸土司辖区的阿昌族，受封建领主、地主的双重剥削。民国时期，云南军阀在陇川、梁河等地建设治局，推行保甲制，但封建土司制度延至建国前夕，统治阿昌族达500余年之久。

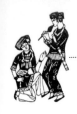

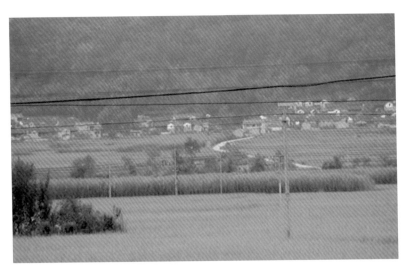

梁河县曩宋阿昌族乡芒林村

新中国成立后，1950年，阿昌族人民获解放。1952年，在阿昌族聚居的陇川县户腊撒地区成立了阿昌族自治区（区级）。1953年、1954年，又先后在芒市县江东区高粳田乡，梁河县遮岛区的丙介乡和关璋乡建立了三个阿昌族民族乡。现全国的三个阿昌族民族乡为梁河县九保阿昌族乡和曩宋阿昌族乡、陇川县的户撒阿昌族乡。

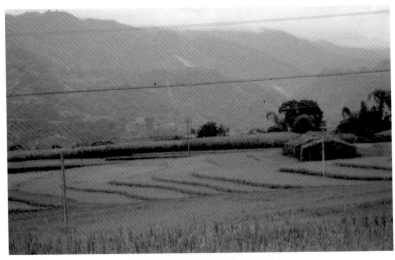

梁河县九保阿昌族乡勐宋村

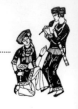

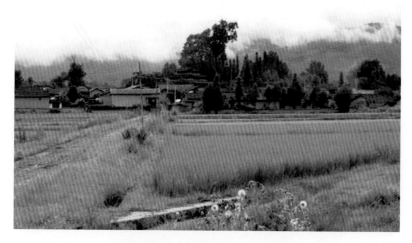

陇川县的户撒阿昌族乡隆光村

三、阿昌族在云南境内的族源

据《阿昌族百年实录》关于阿昌族的族源认为：（1）以大理州云龙县澜沧江流域和怒江流域为主体的地区是阿昌族先民浪峨人（即浪人）从原始社会到阶级社会形成和发展的地区，因而这个地区被史家称之为"古浪峨地"，也可以说就是阿昌族的发祥地。（2）今天阿昌族人民的主要居住地域是德宏州的陇川县户腊撒以及梁河县的九保、曩宋、河西、杞木、湾中等区(腾冲、龙陵、芒市等县以及缅甸境内也有少量分布)，但他们基本上都一致认定其祖先是从澜沧江怒江流域迁移过去的。户腊撒阿昌族盛传的祖先来源地"蒙撒峒"实际上指的就是巍山蒙舍诏故地。（3）被划为景颇族支系的茶山、浪速、载瓦等族群，实际上都是从阿昌族先民浪峨人中分裂出来的。他们不论在族源上、语言上、风俗习惯上和历史分布地上都与阿昌族有着极其密切的关系。

（一）阿昌族之源——云龙县漕涧镇仁山村

唐宋以前的阿昌族先民，处于大范围的流动、迁徙时期，对其社

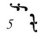

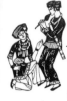

会结构和历史状况，古籍文献中没有详细记载。

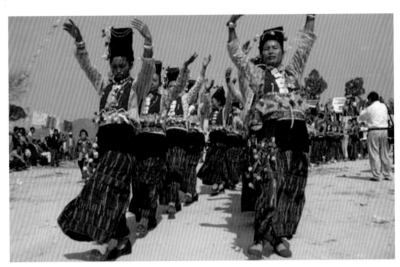

云龙县漕涧阿昌族

据清人董善庆《云龙记往》载，公元6～7世纪之间，云龙境内的阿昌族势力日益强盛，阿昌族部落酋长早慨，率众兼并了蒲蛮部落酋长底弄，成为云龙地区各部落的首领。这个地区被史家称之为"古浪峨地"。从文献记载及历史推溯，据《梁河阿昌族今昔》第一章第一节源出氐羌，认为：……到南北朝末年阿昌族部落酋长驱走了"蒲蛮"，成了当地的统治民族，这是阿昌人在古云龙一带繁衍生息最为强盛的时期。今天德宏州地区的阿昌族，根据代代相传的迁移源地的口碑，当属于从云龙陆续迁西留下的苗裔。据云龙县阿昌族协会左会长介绍，阿昌族在云龙县漕涧镇仁山村延续18代，为阿昌族之源，后统治政权丧失，逐步从西迁徙到德宏（陇川户撒、梁河）、腾冲、缅甸等地，剩下的阿昌族隐姓埋名，直到1988年才公开自己的身份。

云龙被称为"蒙氏兴起的渊薮""阿昌族的发祥地"，还与云龙自古盛产食盐有着密切的关系。云龙五井，早在唐代就已由阿昌族先民浪峨人所发现和开采了。"漕涧"一名的解释，也与盐有密切关系。浪峨人各族系的人均称"盐巴"为"错"，称"街市"为"挤"。故"漕涧"一名实为"盐市""盐街子"之意。雍正《云龙州志》记"阿昌种人"时称，"其种散处于浪宋、漕涧、赶马撒之间，秋未农隙，腾水背盐者，多此类"。由于云龙诺井自古盛产食盐，而漕涧又一向是云龙食盐的集散地，所以"漕涧"一名来源于浪峨语。

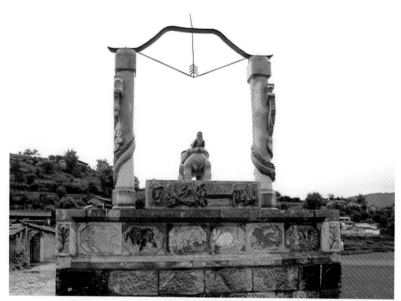

云龙县漕涧镇仁山村

(二) 居住各地阿昌族的族源

阿昌族先民浪峨人的最早发祥地虽然是在澜沧江、怒江的上游地带，但其活动过的地区则几乎遍及洱海区域，甚至遍及三江流域上游地区，它有众多的族群、复杂的支系。

据《阿昌族百年实录》杨浚的《南诏浪峨人苗裔追踪考察报告》认为，阿昌族的先民曾是南诏国的缔造者，一度是云南的统治民族，因此，南诏的兴衰，对浪峨人以后的发展和变化产生了不可忽视的影响。

南诏建立前后的两个多世纪中，到蒙俭叛乱失败之后，蒙巂诏的部众就首先退出了洱海区域，退居到漾备和云龙之间的山区去。后来大部分浪人向西流动，倒流回古浪峨地及其更西的地区，有些部落和酋长向北方逃跑，流落在叶蕃地区，或金沙江以北地带；有些则向西北迁入现今兰坪县的罗眉川一带。

最后在南诏灭亡时，由于郑买嗣篡位，杀蒙氏王族800余人，从此浪峨人中的蒙氏部落也就在历史舞台上消失了。这次大屠杀也波及到蒙氏的发祥地巍山，引起蒙撒部落的大迁徙。特别是向西迁徙的这一部分人，经历了多次的变动，终于在距今1000多年前，在现今的德宏州梁河、陇川一带定居下来，成为今天阿昌族的主要居住区。

在梁河、陇川等县的阿昌族一些村寨中，传说他们的祖先是距他们二三十代人前从外地迁入的汉族。从年代来推算，距今五六百年，应当是明朝统治者三征麓川之时。这一传说有相应历史文献记载。这些村寨的阿昌族人民在生活习俗、宗教信仰方面确实夹杂了许多汉民族的传统礼仪。他们不能完全代表古老的属于守土氏族的阿昌族，他们都是因"娶夷婆变夷人"而陆续融合渗入阿昌族的。

(三) 户撒地区阿昌族族源传说

关于户撒地区阿昌族族源问题，有如下几种传说。

东来说

据曼回寨阿昌族老佛爷说："阿昌族是由东方迁来的，渡过怒江，到达户撒、腊撒。"这个传说结合汉文记载似有根据的。其一，清王凤文著《云龙记往·阿昌传》中，追溯云龙早期的民族为"阿昌"，云龙在怒江之东。其二，明代云南方志及明史地理志均以麓川江及大盈江"源出峨昌蛮地"。其三，康熙、雍正《云南通志》以保山县怒江上江区罗板等3寨为阿昌族所居。其四，《元史·地理志》以金齿宣抚司地有阿昌族，又确指"南赕"为白夷，峨昌居之。据上所述，则阿昌族在元代即已大量迁来梁河及户、腊撒。

北来说

据该地区老人谈阿昌族是从"胡居胡康"迁来的，"胡居"是江边之意，"胡康"是江头之意，而所谓"江头"系指伊洛瓦底江上游。此种说法结合汉文献记载亦似有根据。明天启《滇志》及《四夷馆考》均以茶山、里麻二长官司地"所居蛮峨昌"也。

内地来说

在户撒尚有一部分阿昌族，传说其始祖为汉族，明洪武沐英征麓川随之而来，后与阿昌族通婚逐渐融合而成阿昌族。如今日户撒的曼东、田心、曼回和腊撒的曼冈等村，他们和较古老的阿昌族不同之点，是保留有"天地君亲师"的神位和"祖宗郡望"，信奉大乘佛教，婚丧节庆多采用汉族礼仪。

上述有关族源的说法，除"内地来说"代表少部分的阿昌族外，绝大部分的阿昌族，则为北来说或东来说。据明正德《云南志》以为唐代寻传部落即明的"俄昌"。如果此说是正确的话，则唐代时，阿昌族即分布于今伊洛瓦底江上游一带今永胜县一带，后因社会历史发展分为东、西二部。因之阿昌族由"东迁来"和由"北迁来"之传说似较可靠。

第二节　阿昌族的人口分布

阿昌族人口数为 33936 人（2000 年），是云南省 15 个世居民族、7 个人口较少民族、7 个无本民族通行文字和 16 个跨境而居的少数民族之一，主要分布在云南省的德宏、保山、大理三个州市的九个县（市）陇川县、梁河县、芒市市、盈江县、瑞丽市、畹町市、腾冲县、龙陵县、云龙县，其中德宏州阿昌族占阿昌族总人口的 85%。阿昌族人口最多的陇川县有 12254 名（2000 年），主要聚集在户撒阿昌族乡，该乡辖 11 个村民委员会，126 个自然村，至 2009 年全乡总人口 5056 户，23414 人，阿昌族 12344 人，占全乡总人口的 53%；人口较集中的梁河县有 11980 名（2000 年）阿昌族人，主要聚集在九保阿昌族乡和囊宋阿昌族乡；

而人口较少的大理云龙县漕涧镇有2790名（2000年）阿昌族人，主要聚集在阿昌族之源的漕涧镇东南部的仁山村，全村有1351户，5016人，其中阿昌族678户，阿昌族占总人口51%。

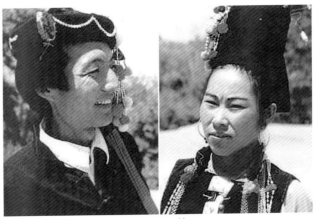

梁河阿昌族

阿昌族是一个跨境而居的民族。阿昌族在历史上是一个不断迁徙的民族，阿昌族的迁徙，总的趋势是由西北向西南迁移，最远的向西越过高黎贡山，进入缅甸境内，成为阿昌族南迁最远的一支，形成今天阿昌族跨境而居的格局。在缅甸，阿昌族被称为"迈达"

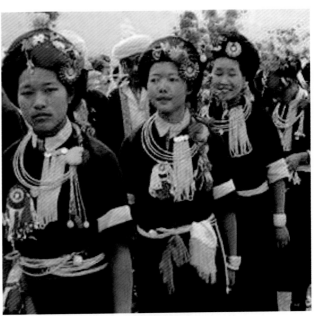

户撒阿昌族

族，人口为4万多，主要分布在克钦邦的密支那及掸邦的南欧、景栋等地。

今天的阿昌族是一个人口较少民族，但据《阿昌族百年实录》记载，加上可查的属于浪峨人后裔的族系人口，估计有37000～40000人。此外，在境外恩梅开江以东、小江流域以西的西浪速地还有40000多人。由此也可以推断，在古代，阿昌族确实是一个人口远比现在多得多的民族。尽管由于历史的演变，他们中的很大一部分已分属于不同的民族和族系，然而追本求源，他们都是从阿昌族先民浪峨人中繁衍出来的。

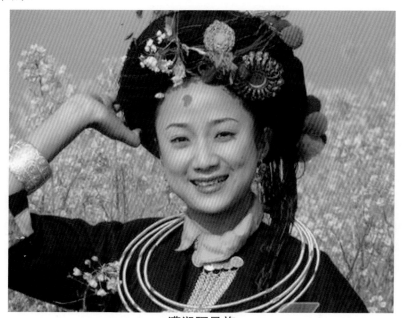

漕涧阿昌族

第三节　阿昌族居住地自然条件

一、阿昌族居住地自然条件

阿昌族所处的地理位置为滇西高山峡谷区，大约东起大理白族自治州，北抵怒江傈僳族自治州，西至德宏傣族景颇族自治州。在这广阔的区域中，群山连绵，峡谷陡峭，高黎贡山和怒江山脉纵贯南北；澜沧江、怒江顺山势蜿蜒南下，水流急，水资源丰富。高黎贡山支脉自腾冲逶迤向南，延伸到德宏傣族景颇族自治州各县，其间大盈江、龙川江沿山脉向西南流入缅甸。阿昌族居住区域的地形山脉和河流相间，山地高原和山间盆地交错，山地高原占90%以上，山间盆地占10%

左右。其地形分类大致是：属高黎贡山支脉向南延伸形成的丘陵山地有陇川县户撒坝子，梁河县九保、曩宋等坝子，腾冲县的小蒲窝及龙陵县的芒达，芒市市的高埂田一带。属怒江向南延伸的山间盆地有云龙县境内澜沧江两岸的漕涧坝子。属云岭向南延伸的丘陵山地有云龙、兰坪等县的山间平坝。

阿昌族的自然条件各有差异，综合起来，其居住地区的自然环境特点是：位于亚热带季风气候的河谷与高寒层之间，气候凉爽、温和，既无酷暑，又无严寒；山间河谷盆地或半山丘陵盆地，以及坝子周围的半山区，海拔在1000～2000米之间，居住人口最多的是在海拔1400米左右的山间盆地区域内；地形地貌大都是西北高，东南低，四面环山、坝子狭长，河流纵贯其间，靠山面坝；山间森林郁郁葱葱，山腰下梯田层层；适宜种植水稻、小麦、豆类以及茶叶、油菜等经济作物；既能发展水稻，又能发展林业和畜牧业，相对偏僻，交通条件差，各地自成一个生活的空间。

二、云龙县阿昌族居住区的自然环境

大理白族自治州云龙县境内的澜沧江和怒江之间的古浪峨地，是唐宋时期的阿昌族先民主要分布区域，包括该县的表村乡、旧州乡、漕涧镇和怒江东岸的部分地区。阿昌族先民居住在这辽阔区域中海拔1500～2000米左右的半山中暖层。其中旧州地处澜沧江纵谷地带，前临澜沧江，背靠三崇山，沿澜沧江河谷一带属中—南亚热带气候，年降雨量847.9毫米，年平均气温 18.3℃，霜期30～40天。澜沧江西岸海拔1500米左右地区，土壤多为高山冲积层，自然肥力高。漕涧镇位于云龙县城西南部，地处大理、保山、怒江三地州结合部，是大理州的西大门，途经怒江大峡谷的必经之地。漕涧是一个狭长的高原盆地，气候凉爽，降雨较多，年平均气温13.4℃，全年日照仅1711.3小时，年降雨量1659.7毫米。森林覆盖率达70%，其中有多种珍稀树种，

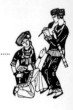

成片的野生竹林和多种稀有动物。

　　阿昌族之源的仁山村坐落于云龙县漕涧镇东南部，是大理州唯一的阿昌族村寨，距漕涧镇人民政府所在地5公里，村委会所在地海拔2070米，村内最低海拔1900米，最高海拔3400米，属典型的高寒冷凉地区。

三、陇川县户撒乡的自然环境

　　户撒阿昌族乡距陇川县城52公里的西北方，西北部与盈江县接壤，西部与缅甸毗邻，国境线长5公里，处在东经98°～ 97°36′，北纬24°36′～ 24°20′之间。海拔为1420～1650米之间。地形由东西两条山脉组成，在户撒坝头分脉，自北向南延伸至腊撒坝尾并直入缅甸境内，其中西山略高，主峰在1900米以上，两山脉之间形成一块长26.5公里，宽约5.5公里的狭长坝子，坝子中部宽，两头窄，东北高西南低，如船形，为海拔较高的山间盆地。户撒河源于户撒北部山麓，纵贯户撒坝往南蜿蜒而下，流至坝尾逐渐偏西与大盈江汇合后流入缅甸的伊洛瓦底江。户撒地区属亚热带季风区，年降雨量1794毫米，年平均气温19℃，最高气温35.7℃，最低气温－2.5℃，年平均霜期为115天，11月下旬下霜至次年3月上旬终霜。相对湿度84%，年平均日照2316小时。

四、梁河县阿昌族居住区的自然环境

　　梁河县位于德宏傣族景颇族自治州西北部，处在东经98°06′～98°34′，北纬24°31′～24°51′之间，海拔860～2672.8米。东与芒市市、龙陵县接壤，西邻盈江县，南接陇川县，北与腾冲县交界。境内水资源丰富，分布有大盈江、龙川江两大水域，其大小支流60多条，全县水资源总量22.59亿立方米，水能蕴藏量18.8万千瓦。气候属南亚热带季风气候，气候温和，冬无严寒，夏无酷暑，年平均气温18.3℃，最高气温

34℃，最低气温－1.7℃。雨量充沛，干湿季明显，年平均降雨量1342毫米，全年日照时数2385.3小时，年平均无霜期288.6天，霜期发生在12月至次年2月份。冬季温和，回春早，春夏秋季时间长。

五、芒市市、腾冲县、龙陵县阿昌族居住区的自然环境

这三个县的阿昌族分布区域其地理环境有很大的相似性。处在三县市交接、临近的同一段龙川江流域内。海拔都在1000～1500米之间，均为南亚热带低热丘陵气候、南亚热带和中亚热带气候类型，均为山丘台地或中心的缓坡地和山间宽谷地。年平均气温16.9℃，最高气温31℃，最低气温0～3℃，年平均无霜期260天，年日照在1800～2400小时之间，年降雨量1600～2200毫米。水资源丰富，龙川江由腾冲县经龙陵县，从芒市市的江东乡进入芒市市，其间有许多支流。森林资源主要是山地季风常绿阔叶林。土壤主要为红壤和良水型水稻土，其土质深厚，具有中等以上的肥力，质地较为适中，偏酸性、光、温、水条件好。散居于其他地方的阿昌族所处的自然环境也大致与上述地区相近似。

地理环境的制约和交通不便，使得阿昌族地区的卫生医疗状况一直比较落后，民间的阿昌族医药在当地居民的防病治病中起着重要作用。

第四节　阿昌族的语言文字

一、阿昌族语的三种方言

阿昌族有自己的语言，但没有文字。阿昌语属汉藏语系藏缅语族缅语支，分为梁河、陇川、芒市3个方言。由于长期和汉族、傣族杂居，大多数阿昌族人兼通汉语和傣语，习用汉文和傣文。有丰富的口

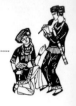

头文学。历史上与景颇族、汉族、傣族和白族等关系密切。

二、梁河县阿昌族语言使用情况

占全国阿昌族总人口38%的梁河县阿昌族主要居住在6个乡镇，13个村委会，55个自然村，其中使用本民族语言的有关璋、弄丘、弄别、横路、芒展、丙界、勐科等19个自然村。与其他民族杂居，长期使用汉语，对本民族语言呈半懂状态的有那乱、永和、勐来、别董、帕街、弯中、墩坎、沙坡等21个自然村。彻底使用汉语，对本民族语言一点不通的有孙家寨、大芒丙、印盒山、大水平、那林、马脖子等15个自然村。芒展是阿昌族聚集自然村，日常使用阿昌族语言的占99%，通汉语的占87%，不会讲汉语的13%是学龄前儿童。那乱是阿昌族、汉族杂居的自然村，日常使用阿昌族语言的占15%，这15%主要是嫁到该村的妇女及部分家庭的老人。

三、阿昌族语与各民族的语言渗透

阿昌族从历史上已和景颇、汉、傣等民族有了密切的联系和交往，故现在阿昌族语中的部分词汇吸收了上述各民族语言的成分。

他们对于自己的语言之复杂性，有这样一个传说：在开天辟地时，皇帝分话，景颇族、汉族、傣族、傈僳族等民族都向皇帝分到了自己的话。阿昌族后到，话都分完了，皇帝无法，便叫上述民族各分几句话给阿昌族，从而便构成为阿昌语。故今天阿昌语中，便渗有了各民族的一些语词。这个传说虽然纯系附会，但亦可以看出阿昌族和上述诸民族有着悠久的历史关系。

四、阿昌族语言结构

阿昌语有37个声母、80个韵母。其中单元音韵母8个，复元音韵母

10个，复音韵母带辅音韵尾韵母62个。阿昌语有4个调，音节结构形式共有10种。其中，辅助音十元辅音十元音十元音、辅音十元音十辅音三种形式出现频率较大，各个音节都带有固定的声调。阿昌语变调形式有三种，一是相连音节的后一音节变调；二是相连音节的前一音节变调；三是相连音节前后两个音节都变调。

五、阿昌族文字

阿昌族没有本民族文字，长期使用汉文和傣文。20世纪80年代初期，本民族知识分子以汉语拼音为基础，另附加些字母和符号，自行设计了一套拼音符号，用来拼写阿昌语，并在梁河县个别学校和村寨进行试验教学、扫盲，但效果不佳，主要原因是缺乏科学性，在本民族中推广困难。

六、阿昌族语言记录的药物

阿昌族没有本民族文字，在不断的迁徙及狩猎、生产中遇到了许多的疾病与外伤、骨折，他们尝试寻找治疗的方法与药物并进行总结，这些治疗方法与用药经验以"碎片"的形式高度分散在各个阿昌医的头脑里，以本民族语流传于民间，所以阿昌族的医药抢救的重点之一就是把散在阿昌族地区的医药词汇收集整理、提取出来造福于当地人民。

现已查到以阿昌族语言记录的药物有：

1. 来闷尼：防风。
2. 石梢：杨梅。
3. 黑儿外爱：鸡根。
4. 当薄：枇杷。
5. 正共阿役：苦藤。

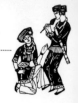

6. 灰其甘旦：狗屎兰花。

7. 哈撒奶、那齐：鱼腥草。

8. 昂呢昂麦：韭菜根。

9. 朗奈英：香橼。

10. 腔包：姜。

11. 郎呢：臭灵丹。

12. 且言：烟草。

13. 黑恩舍恩：常山。

14. 瓦帮啊华：淡竹叶。

15. 翁：葫芦。

16. 并耐杀叶：锦葵。

17. 史洽：滇橄榄。

18. 朴滴京、牙荒就：墨旱莲。

19. 隔耶召娘：中华青牛担。

20. 拉和：楂藤子。

21. 们什郎儿：土木香。

22. 因他的为呢：大瓦韦。

23. 拆拣青：山稗子。

24. 毛滚：木耳。

25. 得乌金、腊办：木棉。

26. 久郎帮：五加。

27. 罗危科西头：牛膝。

28. 啊木隔嗯：毛丁白头翁。

29. 阿年年升：长春花。

30. 基曼：凤仙花。

31. 黑：水菖蒲。

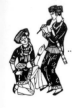

32. 受毛：石菖蒲。

33. 阿铺嗯舍：白饭树。

34. 革嗯啊、铺啊奴：白薇。

35. 考沙知：地胆草。

36. 无瓦：吴茱萸。

37. 菩牙乐：佛手。

38. 尼刹摆茄：含羞草。

39. 阿诃来、啊料：诃子。

40. 夹克啊奴：鸡矢藤。

41. 夹儿平胆：鸡冠花。

42. 鸽妩甘旦：鸡蛋花。

43. 其鲍：刺天。

44. 苗那：苦参。

45. 奔托为：拔毒散。

46. 耐火拖奈且：虎掌草。

47. 戛萝那每：肾茶。

48. 哈扎金、嗯切：金钗石斛。

49. 精因发：金银花。

50. 古浪阿麦：草血竭。

51. 翁得肚呢：穿心莲。

52. 液红：姜黄。

53. 芒袋：核桃。

54. 嗯宋邦：粉叶小檗。

55. 阿操茄：绣球防风。

56. 尊：黄花蒿。

57. 整儿阿铺：野棉花。

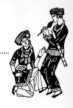

58. 抠坝亏、柯摆奎：假朝天罐。

59. 缅儿收：密蒙花。

60. 苗铺威舍：腊肠豆。

61. 罗克实：滇刺枣。

62. 莫得为：嘉兰。

63. 浪尼华：蔓荆子。

64. 散牙香呢：薄荷。

65. 阿普衣石花：翻白叶。

66. 降榜：大叶丁香。

67. 密折岩及：大麻。

68. 戛齐藤：木豆。

69. 糖漫角萨：石胡荽。

70. 缅瓜啊铺：冬瓜。

71. 麻奶、孟奶：丝瓜。

72. 随毛的、尼切：血满草。

阿昌族人民以自己语言记录的药物还不止这些。这些医药知识是他们长期与疾病斗争的经验积累和总结，在阿昌族人民预防、保健和治疗疾病方面发挥着巨大的作用。

第五节　阿昌族的民俗文化

一、阿昌族的传统节日

阿昌族是一个有众多传统节日的民族。一年较大的几个节日，如赶摆、蹬窝罗、会街节、尝新节、泼水节、进洼和出洼等。此外还有火把节、换黄单、烧白柴、浇花水等节日活动。其中以火把节和窝罗节的规模较大，活动内容较多。每个节日的形成都有其特定的时代背景和历史意义，传统节日的纪念、娱乐活动多

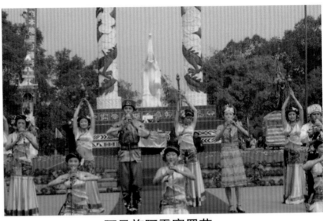

阿昌族阿露窝罗节

为群众自发活动，各个地方过节的时间不一，节日的活动形式和内容也不尽相同，很大程度上是一种随意性的活动。但这些节日活动也体现了阿昌族关于疾病预防和养生保健的认识。

（一）阿露窝罗节

古代阿昌族就是一个善歌好舞的民族，阿昌族的歌声清亮，阿昌族的舞蹈庄重凝朴。阿昌族最隆重最富于民族特点的传统节日是"窝罗节"。1983年德宏州人民代表大会常务委员会根据阿昌族人民的要求和《民族区域自治法》的有关规定，正式决定阿昌族的传统节日为"窝罗节"，1995年改为"阿露窝罗节"，节庆时间定于每年的3月20日，节日标志为

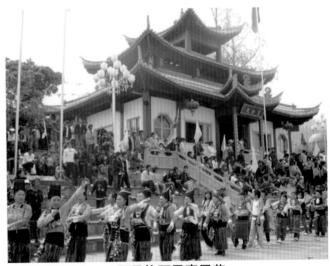

阿昌族阿露窝罗节

弓箭和青龙白象。为了感谢传说中遮帕麻和遮米麻的创世之功和多次

挽救人类的大恩大德，每年的初春或桑建花开的时候，阿昌人都要舞狮舞象，跳着阿露窝罗举行祭祀活动表示纪念。

（二）火把节

火把节是为了献五谷神，祈求五谷丰收，驱虫沣灾，届时要杀猪、宰牛祭祀，还要熟制火烧生猪肉拌米线给大家分食。入夜后点火把在村寨周围游动。

阿昌族都过火把节，云龙漕涧阿昌族的火把节在农历六月二十五举行。梁河、户撒地区的阿昌族的火把节在农历六月二十四举行。

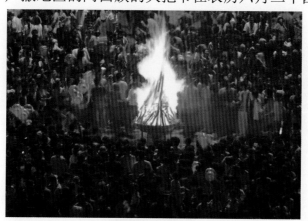

阿昌族火把节

（三）泼水节

泼水节是南传上座部佛教除旧岁迎新岁的日子，是佛教徒的新年，又称"摆桑建"或傣历新年。过此节的目的是赕佛沐佛，除去佛身上的尘土，换上新的袈裟。人们相互泼水是为了洗去一年的疾病灾害，祈求一年清吉平安、幸福美好。泼水节一般在清明节后的第七天举行，历时5～7天。

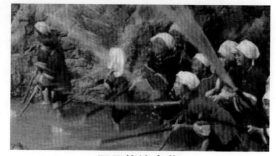

阿昌族泼水节

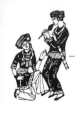

（四）尝新节和撒种节

　　相传在远古时代，阿昌族人民中有个年逾古稀的老婆婆，每逢八月中旬收获季节，她总是不厌其烦、小心翼翼地将各种谷物良种选留下来，转送给各村寨的人民。由于帮助大家提高了耕种技术，她受到人们深沉的爱戴和尊重。一年的八月，老婆婆突然在收获前逝去。为了弥补老人未能穿新、尝新而逝的最大遗憾，人们在她灵前敬献香喷喷的饭菜和新衣。以后，每年八月十五日，阿昌族家家户户都用新收获的粮、菜、瓜果做饭，这样就形成了尝新节。

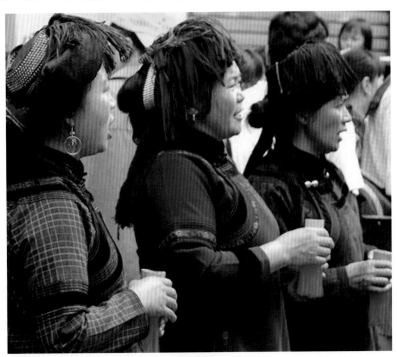

阿昌族尝新节

　　来年春天人们又将她留下的种子撒到地里，形成了每年三月十五日的撒种节。届时，家家户户都按照传统的习惯，打扫庭院房屋，准备鱼肉、米线、酸性食物和米酒，再到地里拔上一蔸籽儿结得最大最多的芋头，砍上一颗结了双穗的玉米，然后把玉米和芋头捆扎在一根三五尺长的竹杆上，放在堂屋的左角或右角。撒种节的起源已久。

直到今天，阿昌族人民还利用媳妇回娘家过撒种节的机会，交流农种物品种，以达到增产丰收的目的。

以上节日虽时间、季节不同，但都是集中物质交换的一个盛会，也是阿昌族民间草药交流及民间行医的一个盛会。

二、阿昌族的民间体育活动

阿昌族的民间体育活动主要有武术、爬竿、顶棍、荡秋千和赛马等。除了赛马要在节日期间进行外，其他各项体育活动随处可见。有的自然村专门设有练武场"拳列亚"，外村人及妇女不得入内，本村男子年龄不限，自由参与。教练一般由本村长者担任，知道多少就传授多少，不讲究更多的规矩，不需要报酬。

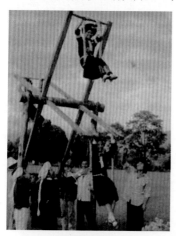

阿昌族车秋

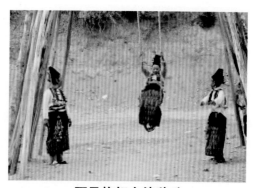

阿昌族妇女使秋千

学习先从基本功开始，教的种类有棍术、拳术、枪棒和链甲等，套路多、门类杂，学三五年后可在玩春灯时亮相。顶棍和扭棍等在田头地角、草皮和打谷场等地方都可进行。爬竿，将就村边大树，栽棵竹竿，劳动休息时脱下衣服来练上几次，爬竿全靠臂力，双脚合拢不动，一口气爬到顶端，原样回到竿底。以动作干脆、造型美观为标准。

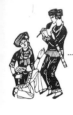

秋千：又分为荡秋和车秋两种，一般在春节期间举行。

射弩：阿昌族崇尚射箭，而且射技很高。弓弩不仅是阿昌人的武器，也是崇拜的对象。

赛马：多在春节期间举行，赛马优胜者被视为本民族英雄。

耍象、龙：是阿昌族传统节日会街的主要活动之一。象、龙以木作架，竹篾编身，糊纸而成。象、龙象征和平幸福。

武术：阿昌族是一个尚武的民族，其武术名目繁多，有刀术、拳术和棍术等。

拳术：有公鸡拳、猴拳、十字拳、打通广拳、翻地龙拳、大蟒翻身拳和四方拳等。

蹬窝罗：是阿昌族独特的体育活动，逢节日、喜庆日子都要举行。每年的正月初为"窝四定节"。人们在乐器的伴奏和歌声中旋转跳动，突出脚上功夫。

由于种种历史原因，阿昌族世代深居的自然环境给他们创造了许多天然的体育锻炼场地。为了延续生命，得以生存，适应外界环境以及大自然气候的千变万化，增强与自然灾害抗争，克服各种困难的能力，于是产生了许多以提高力量、速度、耐力、技巧等各种身体素质的体育项目。这些体育运动源于生活，融生活与健身为一体，是人们征服大自然，改造大自然、以及乐观向上精神的再现。

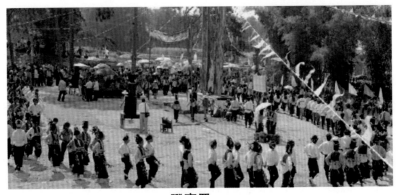

蹬窝罗

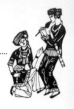

三、服饰

阿昌族的服饰简洁、朴素和美观。男子多穿蓝色、白色或黑色的对襟上衣，下穿黑色裤子，裤脚短而宽。小伙子喜缠白色包头，婚后则改换黑色包头。有些中老年人还喜欢戴毡帽。青壮年打包头时总要留出约40厘米长的穗头垂于脑后。男子外出赶集或参加节日聚会时，喜欢斜背一个"筒帕"（挎包）和一把阿昌刀，显得英俊而潇洒。妇女的服饰有年龄和婚否之别。未婚少女平时多着各色大襟或对襟上衣、黑色长裤，外系围腰，头戴黑色包头。梁河地区的少女也喜欢穿筒裙。已婚妇女一般穿蓝黑色对襟上衣和筒裙，小腿裹绑腿，喜用黑布缠出类似尖顶帽状的高包头，包头顶端还垂挂四五个五彩小绣球，颇具特色。每逢外出赶集、做客或喜庆节日，妇女们都要精心打扮一番。她们取出珍藏的各种首饰，戴上大耳环、花手镯，挂上银项圈，在胸前的纽扣上和腰间系挂上一条条长长的银链……此时的阿昌族妇女，全身银光闪闪，风采万千。当你走进阿昌族山寨，你还会发现阿昌族青年男女都喜欢在包头上插饰一朵朵鲜花。这朵朵鲜花，不仅美观，而且他们还视之为品性正直、心灵纯洁的标志。

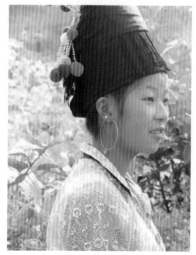

阿昌族服饰

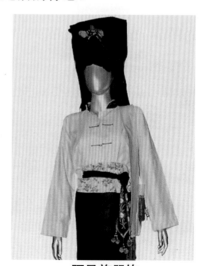

阿昌族服饰

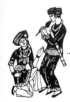

户腊撒阿昌族服饰很多方面类似邻近的傣族和汉族。男子的服装与附近的傣族男子服饰相同，和邻近的汉族服饰也大致相似。阿昌族中年以上的妇女，大多喜穿黑色土棉布制作的服装，头上裹黑色"包头"。已婚妇女下身穿筒裙，一般赤足，但有时也穿鞋；上衣一般是胸前开襟，并缝纽扣约五六颗。姑娘一般着裤，"包头"略小，每逢节日或集会时，多穿蓝白色上装，平日一般穿黑色者为多。户撒和腊撒的阿昌族装束稍有差别。户撒的服装基本和傣族相同，男子以戴帽者为多，姑娘一般都穿白色或淡蓝色上衣，少裹"包头"，多以发辫盘于头顶，与傣族姑娘极为相似，其裤较腊撒姑娘为长。腊撒姑娘平日多穿黑色上衣，穿白色上衣者较少。

服饰，从纯粹御寒助暖到遮羞盖丑，再到修饰和审美，伴随着人类社会历史的发展而发展。它是一件古老的活化石，完整形象地记录了人类社会历史的发展和社会生活的变迁。阿昌族服饰从先民的以"猪牙雉尾为顶饰""采野葛为衣""妇女以红藤为腰饰"发展到现代社会的多姿多彩，其演化的轨迹饱含了阿昌族的社会、历史和民俗及审美等诸多方面的价值。

四、阿昌族的食俗

阿昌族日食三餐，喜食酸性食品，这些饮食习惯与他们所处的自然地理、气候环境密不可分，蕴含着他们总结的营养观及保健观。

阿昌族以米饭为主食，也常用大米磨粉制成饵丝、米线作为主食。饵丝食用方便，食用时只需在沸水中稍烫一下，捞出配上佐料即可食用。如果盖上焖肉、鸡丝等配料，可做成各式不同的饵丝；米线除同饵丝一样作为热食外，还可凉拌，或在米线里加一勺热稀豆粉（豌豆面与水合煮），再加油辣椒、蒜姜泥、味精等调料，做成稀豆粉汁米线，辛辣滑嫩，是阿昌族入夏之后经常食用的小吃。

阿昌族喜欢吃芋头，传说古代庆丰收时，杀狗和吃芋头必不可少。阿昌族妇女大都会做豆腐、豆粉，常用豌豆做成凉粉供食。肉食主要来源于饲养的猪和黄牛。猪肉喜欢用来做火烧生猪肉米线，即将猪宰杀后用麦秆或稻草将猪皮烧黄，刮洗干净，然后切碎拌上醋、大蒜、辣椒等佐料与米线一起食用。

稻田所养的鱼是日常吃鱼的主要来源，食用时多将鲜鱼用油煎或油炸，再加水和酸辣椒煮熟或蒸熟即可上桌。以酸辣谷花鱼栽秧时将鱼苗放入田内，谷熟后取鱼（称谷花鱼），最具特色。腌制的咸菜、卤腐、豆豉常年必备，每餐不少。

酒是阿昌族人常年不断的饮料，妇女常饮用糯米制作的甜酒，甜酒有浓郁的酒香和甜味；成年人和老年人多饮白酒。现在大多数阿昌族都已会用蒸馏法制作烧酒，藏之于瓮，供过节和待客时饮用。

典型食品主要有：糯米粑粑、过手米线、凉拌水芹菜、猪肉冻和酸扒菜。

糯米粑粑是把糯米洗净用清水浸泡后，蒸熟成糯米饭，放到木碓中春细，即可食用。糯米粑粑柔软细嫩，口感极好。多余的粑粑则摊于芭蕉叶上，边凉边吃，或炸或烤，或煮或烧，都香脆可口，令人百吃不厌。

"过手米线"：是陇川户撒一带阿昌族的风味食品，用户撒产地上等米压榨成米线，用火烧猪肉、猪肝、猪脑、粉肠、花生米面、芝麻、大蒜、辣椒、芫荽、盐巴和味精等，另加豆粉、酸醋搅拌均匀做成调料。吃时，洗净手，先将米线拿在手中，然后浇上调料即可。

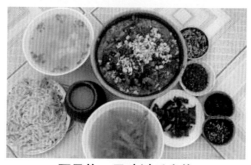

阿昌族—风味过手米线

火烧猪肉米线：主料为米线，配料为烤熟鲜猪肉，调料为食盐、味精、辣椒面、胡椒面、苏子面、花椒油、酱油和醋等。

凉拌水芹菜：水芹菜，又名野芹菜，味辛香。水芹菜、猪臀肉、豌豆凉粉配炒花生米，调料为食盐、芫荽、鲜红辣椒、大蒜、酱油、味精和酸水适量。酸水是选用萝卜叶和米汤入罐发酵至酸制成。

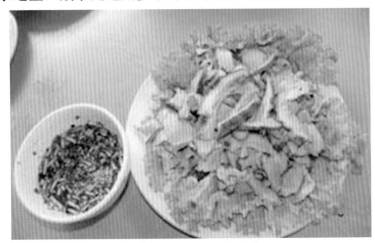

阿昌族—风味火烧生猪

猪肉冻：是阿昌族的风味凉菜。用猪头、猪爪熟制后冷却凝固而成。

酸扒菜：是阿昌族同胞最喜欢的一道家常菜。此菜是用青菜与猪肉皮炖烂而成。

阿昌族有嚼烟的习惯。据阿昌族民间传说：从前，有一母女俩相依为命。不料，女儿刚成人，母亲就不幸去世了。女儿嚎啕大哭，痛不欲生，她茶饭不思，在妈妈坟上哭了三天三夜。第三天，坟上长出了一棵水灵灵的烟树，女儿嗓子渴，掐来一片嫩叶放进嘴里，嚼来又甜又有味，愁闷一下消失，疲劳也消失了。后来，女儿每当看见烟叶，思念起忘母，总要掐点来嚼。伙伴们见她嚼得津津有味，也跟着嚼起来。后来，嚼的人越来越多，嚼烟成了她们驱除疲劳、消闲解闷的好方式，以至成为嗜好和待客之道。

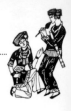

五、房屋

阿昌族多居住在半山区或坝区，村寨依山伴水，风景秀丽，通风向阳。寨内房屋排列整齐。山区多为茅草房，无围墙，房墙多用木板、竹片编成。坝区多是土瓦铺盖的双斜面屋顶房，土木结构，也有砖瓦木石结构的四合院。正房住人，左右两间为寝室，中间为客堂，设有神龛、烛台、长桌和火塘等，会客和家人闲聊多在此。两厢楼上安放家具杂物或作客房，楼下用作厨房或关养家畜。

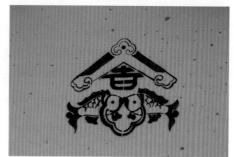

仁山村阿昌族标志

建新房时，有在堂屋两侧的四柱上贴写小条幅的风俗，写上"道好""道有""道富""道贵"的字样。

在漕涧镇仁山村阿昌族民居的房屋墙上，都统一标上阿昌族标志：白底墙面上用黑色涂料绘制的阿昌族图腾图从上往下依次为两把刀下一变形吉字，意义为阿昌族善用刀，吉字象征有土地、水田；接下来为中间一个牛头衔接左右两条鱼，两条鱼象征富足有余，牛头意为阿昌族以农耕为主，吉字和鱼还代表吉庆有余。

六、婚俗

阿昌族一般是一夫一妻制的小家庭，婚前恋爱自由，一般通过串姑娘、对歌等方式建立感情。但缔结婚约时，必须征得父母同意。

阿昌族男女青年结婚的婚宴上，首先要请新娘的舅舅坐在上首，并摆上一盘用猪脑拌制的凉菜，酒宴后舅舅要送新娘一条带猪尾巴的后腿，称为外家肉，表示新娘要永远不忘娘家的养育之恩。

过去一般是同姓不婚，以族内婚为主，但长期以来与汉、傣等族通婚的却较普遍。盛行夫兄弟婚的转房制度。寡妇可以改嫁，但不能带走夫家财产，其子女亦归夫家扶养。阿昌族还有拉婚和抢婚的习俗。拉婚，即青年男女缔结婚约之事，女方父母不同意，就行拉婚先将姑娘拉来藏在邻居家，再托媒人到女方家议定聘礼，择定婚期。抢婚，即男方爱上女方，或几个人同时爱上女方，则行抢婚，抢后亦将女方藏在邻居家再托媒人出面与女方家商议婚事。

阿昌族解除婚约婚誓，须退回盟誓的相片及头发。忌烧毁相片、头发，阿昌族认为照片及头发烧毁后，人会大病乃至会疯。

有招婿入门习俗，上门男子须改姓随女方姓。阿昌族婚礼举行3天。在婚礼中新娘、新郎逐桌去敬糖茶，客人喝毕放少许钱币于杯中。

七、对歌

阿昌族青年男女在业余时间十分喜爱的活动，大致可分为三种。一种叫"相勒吉"，是男女青年在野外对

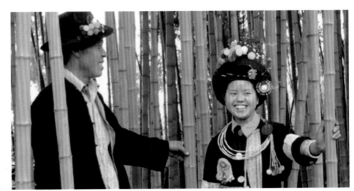

阿昌族青年男女对歌

唱的山歌，一般是融景生情，即兴作词，山、水、云和树等都可入歌；一种叫"相作"，是在夜深人静时，男女青年在林间幽会时，低声对唱的情歌，感情真切，常常一唱就是一个通宵；还有一种"相勒摩"，也是一种对唱的情歌，曲调幽雅亲切，歌词含义深刻，比喻生动。

八、守岁习俗

夏历腊月三十晚上，阿昌人全家老小围坐在火塘边，抱来柴块，烧起熊熊大火，一直烤火到深夜。这就是阿昌族人民的传统习俗"守岁"。阿昌族地区流传着一个动人的关于守岁的故事。

在很久以前的一个大年三十晚上，有个穷人，名叫腊福，他家买

不起佳肴美酒，连当天吃的米都没有，眼巴巴地看着有钱人家花天酒地，一时性起，他抱来一堆柴块架在火塘上，烧起熊熊大火，口里道："有钱人家年三十晚吃酒肉，我们穷人烤一阵大火也暖和嘛！"

大约到了半夜时分，堂屋中央突然叭地响了一声，一家人闻声一看，只见一节碧绿的树枝无缘无故地掉在地上。腊福望着天好生奇怪，心想："老天爷不扔下金，不扔下银，不扔下谷米，怎么扔下一节绿树枝？树枝也要嘛！"他索性拣起树枝丢进了空米囤。说也奇怪，大约过了一个时辰，空米囤里盛满了一囤溜尖的大白米，一家人高兴得了不得。

第二天，这事在村里传开了，个个都来看腊福家满囤的大白米。从此以后，大家每到夏历大年三十晚上，就学着腊福家，烧着大火围坐在火塘四周，一直烤火到深夜。这就形成了"三十晚上烤大火"的传统习俗，现在阿昌族人把它叫作"守岁"。

九、生育习俗

阿昌族认为女子怀孕后，最易附上各种恶鬼、邪气，因而孕期一般禁忌随便进出外人家，不得进入或触及地庙门，夫妻不同房等。女子怀孕后，仍然参加体力劳动，只是不干重活。未婚有孕者，一定要在生育前举行婚礼，否则将受到社会的歧视。

生育时需请请接生婆，接生婆必须是身体健康、有子嗣、家风好、有接生经验的妇女。孩子出生后，产妇有到娘家"坐满月"的习俗。产后3天，谁先闯进产妇家，谁就被拜为孩子的干爹干妈，并必须为孩子取小名。干爹干妈对孩子今后的成长、教育、婚姻等事，得尽几乎与亲生父母相同的义务。此外这一天还要宴请亲朋好友，又称"周岁酒"。席散后，要举行"开荤""抓周"仪式。"开荤"即第一次让孩子吃荤食。忌用猪肉开荤，因为猪笨。"抓周"的习俗与汉族相近。产后100天，产妇解除一切禁忌，可以自由活动和参加生产劳

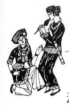
动。

十、丧俗

行土葬俗。少数患恶病或妇女难产而亡者，须先行火葬再行棺木土葬。死于寨外者，忌抬回寨内。人死后殓棺时尸体忌人、猫、狗等动物跨越。死者可带生前喜爱之物殉葬，但忌带金属物，故死者生前镶牙也得敲掉。阿昌族在举行丧礼时多由"活袍"主持，彻夜诵经，敲锣奏哀乐，高唱"孝歌"。出殡后，禁忌动锣、抬丧棒等，否则认为寨中又会死人。

十一、礼仪及禁忌

阿昌族禁止在正月初一杀家畜和伤害动物；妇女生孩子未满7天时，忌讳别家男子进入院内。

阿昌族的卧房分布在正堂两边，老者居左边，其他居右边。男性长者忌进已婚晚辈的卧室。未婚男子可住厢房或厢房楼上。女性忌住楼上；男子在楼下，忌妇女上楼。忌妇女跨踩农具工具。

阿昌族热情好客，尊老爱幼，有许多优良的传统礼仪。有客来家小憩，主人要好酒好茶招待，吃饭礼让上座，如客人年轻辈分小可推辞坐边座或下方坐；遇敬酒倒茶，忌不礼让就接受。阿昌族待客有劝饭习俗，无论会喝酒、喝茶否，忌讳客人不接受；遇劝饭时，无论已饱否都应伸双手捧碗相接；双手接递或起身行礼，视为恭敬。通常劝饭是象征性的，通过劝饭讲情说意，乃至唱劝饭山歌抒情，表示欢迎客人才是真正的缘由。

第六节　阿昌族的宗教信仰

阿昌族因居住地区的不同和相邻民族的交叉影响，在宗教信仰方

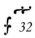

面有着明显差异。居住在梁河、芒市、云龙县（市）一带的阿昌族主要信奉万物有灵的原始宗教；居住在陇川县一带的阿昌族主要信仰小乘佛教，同时还兼信道教。在梁河、芒市、云龙县（市）的阿昌族宗教信仰中有汉文化影响的痕迹，而陇川县的阿昌族的宗教活动中则反映出了受傣族影响的迹象。

由于文化交流的多元性，阿昌族宗教信仰呈多元化发展，最终形成包容兼纳性质的信仰形态。多种宗教并存是阿昌族文化形态的重要组织部分，它影响着阿昌族意识领域和社会生活的各个方面。受不同的自然条件、社会环境、文化交流等复杂因素的影响，各地阿昌族宗教信仰有所不同。梁河、芒市、腾冲、龙陵地区的阿昌族主要信仰原始宗教和佛教，其中原始宗教占主导地位。户腊撒地区的阿昌族在信仰原始宗教的同时，信仰佛教和道教，主要是南传上座部佛教和汉传佛教。云龙地区的阿昌族主要信仰原始宗教，在原始宗教信仰中最为独特的是本主崇拜，此外佛教、道教也有一定程度的渗透。

阿昌族居住地独特的地理环境是阿昌族先民鬼神观念滋生、繁衍的温床。高山之间，大河之畔。在相对隔绝和封闭的环境里，自然力就显得尤为强大而又不可思议。阿昌族先民对于强大而无法战胜的自然力思辨而不得其解，认为其中必有鬼神支配，而由鬼神支配的自然力亦同人类一样具有不同的人格。他们认为太阳、月亮、风、雨、电、火、水、山、河、草、木、石、猪、狗、鱼和虾，甚至蚊虫、苍蝇、老鼠皆有灵魂附体。这样的认识观发展演变就形成了"万物有灵"的多神信仰体系。

阿昌族信仰的原始宗教与阿昌族居住的自然环境和社会形态较为适应。居住的自然环境较为恶劣，社会发展较为缓慢地区的阿昌族，其信仰的原始宗教所崇拜的对象，种类较为繁多，而且信仰意识浓厚，对人们的生产生活、民族文化、民俗等活动的渗透也随处可见。由于受传统宗教的影响，阿昌族的生活中还存在着灵魂观念，这种观念的存在，对人们的健康和疾病的治疗有着重要的影响。在部分阿昌族地区，民间医生仍供奉着"药神"，在治疗疾病也会举行祭祀仪式，通过叫魂、念咒、驱鬼的方法与简单的草药治疗结合，试图达到"神药两解"的作用。

第七节　阿昌族的文化艺术

一、阿昌族的文学

阿昌族的歌谣、故事和传说等口头文学十分丰富。民间流传着不少优美的传说，如长篇叙事史诗《遮帕麻和遮咪麻》，长篇叙事诗《曹扎》《铁匠战龙王》，风俗故事《谷稷》《亲堂姊妹》《胯骨》，动物故事《麂子和豹子换工》《老熊撕脸皮》等。这些诗歌、传说都十分朴实，生动感人。

阿昌族神话是阿昌族无所不包的百科全书，是传袭教化的精神源泉，《遮帕麻和遮咪麻》是到目前为止搜集到的最完整的阿昌族神话。

二、梁河地区流传的阿昌族神话

梁河地区流传的神话史诗《遮帕麻与遮咪麻》包括了造天织地、人类起源、补天治水、降魔除妖和重整天地五个部分。按照一般神话分类，它既涵括了创世神话、人类起源神话、洪水神话，也包含了人祖英雄神话。《遮帕麻与遮咪麻》被阿昌族喻为"阿公阿祖的路"，这条"路"在阿昌族子孙后代的传承中得到不断补充和延伸，使之更加完善和精美。

《遮帕麻与遮咪麻》有诗体和散文体两种传承样式，两种体裁的内容和情节几乎完全相同。诗体是原始宗教祭司活袍在葬礼和族人参加的大型宗教祭祀活动中的念词，语言表达使用的是阿昌语古语词，

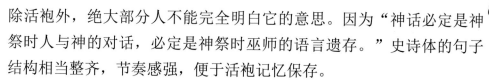

除活袍外，绝大部分人不能完全明白它的意思。因为"神话必定是神祭时人与神的对话，必定是神祭时巫师的语言遗存。"史诗体的句子结构相当整齐，节奏感强，便于活袍记忆保存。

散文体以故事的形式在普通百姓中广为流传，为广大阿昌族人民所熟知。

《遮帕麻和遮咪麻》的主要内容：

远古的时候，既没有天，也没有地，只有混沌。记不得是哪年哪月，混沌中忽然闪出一道白光。有了白光，阴阳相生，生出天公遮帕麻和地母遮咪麻；明暗相间，产生了三十名神将，三十名神兵。

遮帕麻腰系一根神奇的赶山鞭，胸前吊着两只山一样的大乳房。他挥动神鞭招来所有的神兵神将挑来金沙银沙，又叫三千六百只白鹤鼓动翅膀，掀起狂风暴雨。遮帕麻用雨水拌金沙造了太阳，用雨水拌银沙造了月亮。又用右手抓下左边的乳房，变成一座太阳山，用左手抓下右边的乳房，变成一座太阴山，所以男人就没有了乳房。他跨出一步就留下一道彩虹，他走过的地方踩出一条银河。他喷出的气体变成满天的白云，他流下的汗水化作巨大的暴雨。接着遮帕麻又造好了天。地母遮咪麻摘下喉头当梭子，拔下脸毛织大地，从此女人没有了喉头和胡须。平展广阔的大地织好了。

地造得比天大，天边罩不住地缘，遮咪麻抽去三根地筋，大地产生强烈的地震。凸起的地方变成了高山，凹下的地方变成了平原、山箐。

上面有了天，下面有了地，世间要行人。遮帕麻和遮咪麻想结合在一起，又怕违背了上天的旨意，他们用从两个山头上滚下磨盘的办法占卜天意。滚下的两块磨盘紧紧地合在一起，遮帕麻和遮咪麻结合了。九年后，遮咪麻生下一颗葫芦籽，又过了九年，葫芦籽发芽开花，只结了一个大葫芦。遮帕麻用木棒在葫芦上打开一个洞，立即跳出九个小娃娃。他们就是人类的祖先。

就在遮帕麻南行补天之时，乱世魔王腊訇降生了。他在天上钉了一个假太阳，号称永远不会落。假太阳把地面烤得滚烫，湖水干了，地也裂了，水牛的角被晒弯了，黄牛的背被烤黄了，人们被烤得焦头烂额。腊訇又把山族动物赶下水，把水族动物赶上山。他要颠倒阴阳，用武力征服世界。

面对腊訇的作乱，遮咪麻心似火烧，她无法战胜这个魔王。她请水獭猫翻了九十九座山，过了九十九条河找回了遮帕麻。遮帕麻几次和腊訇"斗法""斗梦"，腊訇都失败了，他只能答应要与遮帕麻交朋友。遮帕麻请这位"朋友"吃饭时，机智地用毒菌毒死了这个恶贯满盈的魔王，又做了一根九庹长的箭，射落了假太阳，重新整顿了混乱的天地。从此，遮帕麻派三十员神将管理村寨，三十名神兵把守山头，自己和遮咪麻住在山头上，永远保护所有的百姓。

遮帕麻和腊訇的斗法斗梦，其"内容恰好与原始信仰的两个主要部分——巫术和原始宗教的内容与秩序相符。足见创作这部神话的原始初民并不是简单地人为地安排这些争斗。它是神话时代人们思想意识的忠实写照"。这种思想意识往往受着原始信仰的支配。遮帕麻和腊訇的斗争突出了善与恶的对立，美与丑的对比，光明与黑暗的更迭。这些既是原始宗教的永恒主题，又是原始文学的永恒主题。

《遮帕麻和遮咪麻》曲折地反映了母权制向父权制的过渡。遮帕麻造天时，得依靠一根神奇的赶山鞭，还依靠神兵神将和白鹤的帮助。遮咪麻造地时，依靠自己的力量，用的全是自己的血肉之躯，造出的地比天还大。这段描述表露出一种思想：女性神高于男性神。到洪水泛滥时，二者的能力开始转变。由于四边的天幕被狂风吹开，暴雨把大地变成一片汪洋，遮咪麻用原来留下的三根地线缝合了东边、西边和北边的天幕，但没有线缝补南边的天幕，遮咪麻没有办法，只好由遮帕麻到南边挡风雨。这段描述暗含着女性能力的逐渐弱退，代而取之的是男性的强大力量，是母权开始减弱的象征描述。当魔王腊訇造了一个假太阳挂在天上，搅得世界一片混乱时，遮咪麻无法战胜魔王，只有设法让造南天门的遮帕麻回来。遮帕麻靠机智毒死了腊訇，让世界重新安宁平静。在这部分中遮咪麻的能力完全变了，变得要依附于遮帕麻。这就是说以遮帕麻为代表的父权制已取代了以遮米麻为代表的母权制。通过遮帕麻和遮咪麻在"不同时期的斗争情况，生动、形象地反映出两个历史时期母权父权原来所处的地位及其转换情况，是这部神话诗的卓越之处"。

三、阿昌族"盐婆神话"

很久以前，人们是不兴结婚的。到了遮帕麻与遮咪麻时，人们才兴结婚。大地上，遮帕麻是第一个结婚的男人，遮咪麻是第一个结婚的女人。遮帕麻与遮咪麻领头结婚，生儿育女。后来，遮帕麻又到各地劝说人们应该结婚。这时，南方出现了一位美丽的姑娘桑姑尼，她做出的饭菜像她的美貌一样名扬天下，因为她掌握着宝贵的盐巴。遮帕麻来到桑姑尼居住的地方，劝说桑姑尼，人必须结婚。桑姑尼说，她要跟遮帕麻结婚。遮帕麻说："我有90岁了，你还是一个小姑娘。"桑姑尼说她就是喜爱他，一定要和他结婚。遮帕麻让她问一问她的父母。她的父母同意他俩结婚，还说愿意做遮帕麻的兵，而不是岳父岳母。以前，遮帕麻住在们堂们阔（意为形状如四个手指的地方），现在，遮帕麻与桑姑尼一块住在弟纳聂达（意为有盐的坝子）。遮咪麻想念遮帕麻，派人找他回老家。遮帕麻不愿去，他迷上了美丽温柔的桑姑尼和她所做的美味食物，留恋可爱的弟纳聂达。遮咪麻又派人去请他，桑姑尼不让他回去。但遮帕麻旧情难忘，就说："让我们以撵山鼠来决定去留吧！如果撵出的山鼠进新洞，就不回，进旧洞，就回老家。"结果，山鼠进了老洞。遮帕麻要回去了，桑姑尼伤心极了，她舍不得远离家乡，但她更不愿离开遮帕麻，最后她还是跟着遮帕麻走了。临走前，她对着家乡的天地说："把我的手留下吧，我要用它抱娃娃；把我的脚留下吧，我要用它走路；把我的头留下吧，我这一辈子白活了。"于是，她跟着遮帕麻来到们堂们阁，把盐巴带到那里，并教会了那里的人们用盐烹调。后来，桑姑尼又带着遮帕麻回到了弟纳聂达，遮咪麻也来了。

盐婆神话是阿昌族先民为寻觅自己及牲畜所必需的新的盐池做出的种种努力的文化反映，它道出了阿昌族先民的历史源流——首先，反映了遮帕麻和遮咪麻为代表的氏羌族群之一支与居住在南方弟纳聂达的桑姑尼为代表的其他支系的融合；其次，反映了阿昌族先民辗转反侧，几次进入这一地区，由原来的流散游牧变为相对稳定的畜牧部落的历史过程；再次，反映了阿昌族先民离开故地的眷恋之情。阿昌族先民"寻传蛮"分布的中心区域云龙地区，自古以来出产食盐，盐婆神话中的弟纳聂达，疑为当今的云龙县一带。被阿昌族公认的最古老的姓氏之一的"们"姓可能渊源于此的"们堂们闲"。

从有关文献记载中看到，使羌人发展繁荣的动力是食盐。当羌人在草原上发现了盐泉，并掌握了如何晒成食盐后，就掌握了迫使人们凝聚奉命的力量，这种力量也就是羌文化赖以发展的物质力量。羌人迁徙到西南后，发现了澜沧江水下的盐泉，这段澜沧江叫察卡龙，藏语为盐井之义；向西，又发现了汉比苏盐泉群汉比苏县（今为云龙、兰坪两县），羌人部落因而发展壮大起来。阿昌族"盐婆神话"曲折地反映了这一历史过程。

四、阿昌之乡的古文化

陇川户撒坝，传说中有五山、六寺、六会、九摆、九塔和四十七奘的说法。

五山：拉起尖山、猫弄尖山、公鸡抬石山、喃捕尖山和驼背山。

六寺：皇阁寺（朗光）、观音寺（上芒东）、皮鹿寺（姐别）、弥勒寺（芒岗）、寿福寺（老街子）和三教寺（腊撒城）。现尚存的只有皇阁寺和皮鹿寺。

六会：十月会（就是会街节）、初九会（皇阁寺摆）、弥勒会、

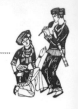

观音会、皮鹿会和寿福会。

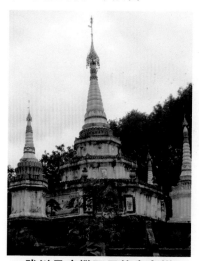
陇川县户撒阿昌族乡白塔

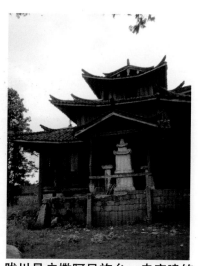
陇川县户撒阿昌族乡一寺庙建筑

九塔：潘乐姐别的金鸡塔、隆光芒门的白象塔、芒棒的马鹿塔、海喃的乌龟塔、腊撒班寺的白兔塔、芒担的高山寺和芒那白塔、贺姐白塔和拉起白塔。现有的是芒棒的马鹿塔、芒门的白象塔、海喃的乌龟塔和班寺的白兔塔，都是近几年才修复的。九塔在"文革"时期被毁。

九摆：皇阁寺摆（又称初九摆、初九会）、芒棒摆、芒门摆、芒那摆、海喃摆、班寺摆、拉起摆、贺姐摆和姐别摆。现在还赶着的有初九摆、芒棒摆、芒门摆、海喃摆和班寺摆。

四十七奘：芒卖奘、上芒困奘、芒棒奘、广很奘、赖洁奘、沐城奘、腊姐奘、姐米奘、贺洪奘、上芒东奘、芒弄奘、线董奘、城子奘、芒统奘、东么奘、宋项、芒回奘、芒来奘、下芒东奘、芒景奘、来富奘、芒担奘、新寨奘、贺姐奘、下腊姐奘、班寺奘、海岛奘、芒棍奘、邦熬奘、老汪奘、下芒海奘、下芒困奘、拉起奘、加孔下寨奘、加孔大寨奘、芒岗奘、老混上寨奘、铝勒奘、连猛奘、上芒海奘、户昔奘、上芒担奘、芒窝奘、芒别奘、芒板奘、江崩奘和贺门奘。

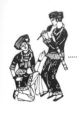

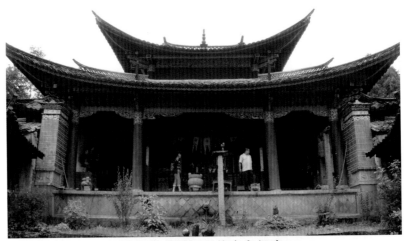

陇川县户撒阿昌族乡皇阁寺

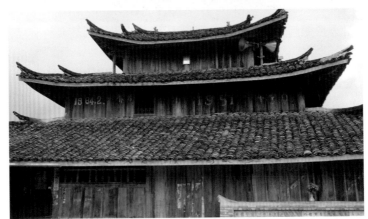

陇川县户撒阿昌族乡奘房

在三个阿昌族乡中陇川户撒阿昌族乡是阿昌族居住人口最多的一个乡，由于地处坝区地理环境及自然环境较优美，是阿昌族文化较发达地区，所以拥有较多文化古籍，是阿昌族文化的集中代表。

五、阿昌族的特色文化

阿昌族服饰和"布董嘎"服饰全国独一无二；被评为全国非物质文化遗产的中国三大名刀之一的"户撒刀"因美观、锋利、耐用、淬火好而享誉东南亚；户撒优质米生长条件特殊，米粒细长，香软可

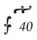

口，冷不回生。阿昌族酿酒工艺发达，是个"嗜酒"的民族。阿昌族还是一个爱喝茶的民族。

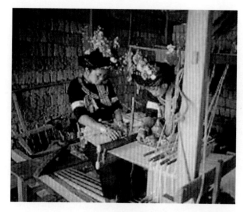 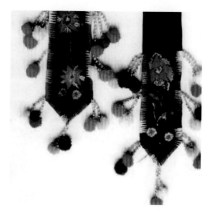

阿昌族妇女在织布　　　　阿昌族妇女配饰

　　阿昌族的服饰凝结着妇女的极大耐心和热情，以及艰辛的劳动与智慧。从纺纱染线到扯成幅再一刀一棱地织，一根线一根线地抠成花纹，其精力耗费之大，没有极大的耐心与热情，决不能胜任。《阿昌族简史》叙及阿昌族女性裙饰中的狗牙花、五筒花、七筒花、节子花等纹路时说：传说这些节子花是当年孔明南征七擒孟获时为阿昌妇女衣着上制定的图样，它恰似一个手持兵戈的士卒。这个传说与阿昌族的图腾崇拜有关，它是阿昌族英雄崇拜意识在服饰上的表现。关于阿昌族的服饰还有一些其他传说。

　　在刀剑锻造史上，民间素有"东有龙泉剑，南有阿昌刀"。户撒刀，又称"阿昌刀"，因多产于阿昌族聚居的陇川县户撒、腊撒地区而得名。这种刀"制炼极精纯，柔可绕指，剁铁如泥"。用木、皮、银等原料配制的刀鞘也极为精美。阿昌刀的长短、形状多种多样，有生产用刀、生活用刀、狩猎者护身用的长刀、宰牲畜用的匕首等数十个品种。还有专为兄弟民族打制的刀，如藏刀、景颇刀等。由于工艺精湛，阿昌刀不仅本民族人视若珍宝，而且还深受附近汉、傣、景颇、傈僳、藏和白等民族的喜爱。

如今，阿昌刀已走出了云南，远销到北京、西藏、青海、新疆和黑龙江等地，甚至为外国友人所收藏。

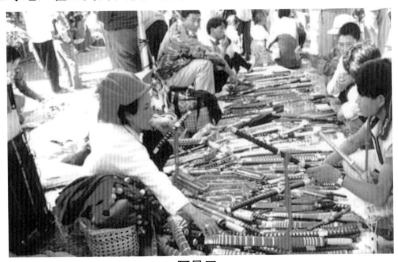

阿昌刀

阿昌族打制刀具已有600多年的历史。相传明代屯驻户腊撒的军队中，有一部分是专门制作兵器的，他们具有较高的锻造技术。后来，这些匠人与当地人通婚，逐渐融合于阿昌族中。阿昌人继承和发展了明军的冶炼和锻造技术，生产出了具有民族特色的各种刀具，而且工艺越来越精湛。村寨之间分工较细，各寨有自己的名牌产品。整个户撒地区好比一座手工业加工厂，各寨就是它的车间，各以一种产品闻名。如来福寨的黑长刀、花钢刀，芒东寨的腰刀、小尖刀，腊姐寨的锯齿镰刀，新寨的背刀，芒所寨的刀鞘等。户撒刀之所以经久耐用，一是选料讲究，二是淬火技术掌握得好，加之刮磨得漂亮美观，所以他们打的刀拿来随便磨一下即锋利无比。一些老艺人能够把刀打制得刚柔兼备，乃至可以任意弯曲。

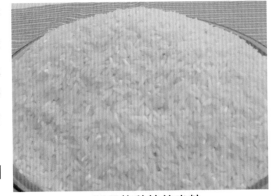

阿昌族种植的米粒

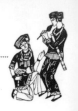

比如一把长刀，不使用时，可像腰带一样围系在腰间，需要时解下，立即自然伸直，其技艺堪称一绝。

悠久的稻作文化：据《云龙记往·阿昌传》篇记载，公元六七世纪时，"商贾有不归者，教人开田，有喇鲁者习其法，于是始有田耕"。文中，夷人指阿昌族，而喇鲁则是阿昌族稻作田耕的先驱。阿昌族的田耕生产，精耕细作，生产工序繁杂，因而产量教高。著名的水稻良种"毫安公"，亦称"毫母累"，曾被称为"水稻之王"。

阿昌族酿酒工艺发达，促成了阿昌族全民嗜酒的饮食习俗。酒在阿昌族社会生活中占有主要地位，婚丧嫁娶、庆典祭祀都离不开酒。阿昌族参加婚礼叫"栽肃"，意为"吃酒"。阿昌族的酒席名目繁多，诸如满月酒、三朝酒、满岁酒和回门酒。

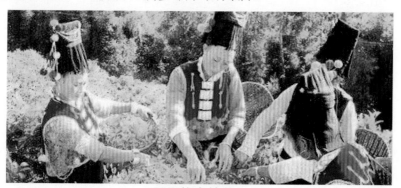

阿昌族青竹茶

喝茶习俗：阿昌族是一个爱喝茶的民族，常喝的茶是红花油茶，该茶油质清亮，味香，脂肪、蛋白质含量高，食用后不会增高人体胆固醇，对高血压患者有益。烤茶：喝烤茶也是阿昌族人民的　种爱好。用一种砂质小土罐，置于火上烤烫，再把茶叶装在罐内继续烘烤，并不断地轻轻翻抖，把茶叶烤透，待茶叶烤泡变黄发出焦香味时，取出放于杯内，用开水冲泡饮用。一罐茶烤到恰到好处，要翻抖100次，因此，人们称之为"百抖茶"。竹筒茶：就是用竹筒做工具制作的茶。制作时，先把茶叶揉好，塞进荆竹筒内，再在竹筒上打数个眼，以透水气，然后把竹筒放在火上，用30℃的火温慢慢烘干即成。

需要时，打开竹筒即可用，竹筒茶有竹子的特殊芳香，又格外清凉解渴，携带也比较方便，过去一般是赶马人用，当地人也喜欢饮用。

第八节　阿昌族的自然资源及药物资源

一、阿昌族总的药物资源及自然资源

（一）阿昌族总的药物资源

药材类：主要有重楼、防党参、水菖蒲、五加、朱砂根、多落地新妇、芫荽、单行节肢蕨、姜黄、九头草、九里香、丁茄、八角回香、一扫光、十萼茄、九香虫、蜈蚣草、丁榔皮、大田基黄、飞龙掌血、大血藤、山楂、川木香、川牛膝、川楝皮、女贞子、川芎、万丈深、大青盐、大树三台、大狼毒、千斤拔、广防风、小狼毒、小铜锤、大五爪金龙、大叶仙茅、大白药、大藻、马宝、羊山血、三叶青、三七、土大黄、三叉苦、三对节、木沉香、下田菊、土党参、土木香、土牛膝、马钱子、小功劳、马尾莲、马扫帚、大黑附子、山红稗、小粘叶、大接骨丹、山豆根、大黄、大麻药、马蹄草、五加皮、五味子、火麻仁、云南小木通、天冬、天麻、乌头、牛黄、莪术、止咳草、孔雀草、五爪金龙、丹参、龙石榴皮、四楞蒿、艾、白首乌、甘草、白花蛇舌草、叶下花、石斛、地骨皮、朱砂根、地龙、红花、鸡血七、杜仲、车前、佛手、枇杷叶、砂仁、草果、八角、茯苓、胖大海、穿心莲、益母草、桔梗、党参和臭灵丹等植物药材；碎蛇、蜈蚣、桑螵蛸、鹿茸、豹骨、穿山甲和斑蝥等动物药材以及云母石等矿物药材。

（二）阿昌族总的自然资源

1.竹木类　用材树种主要有云南松、思茅松、华山松、杉木、秃杉和铁杉等23种。竹类主要有凤尾竹和刺竹等8种。经济植物主要有白花油茶、红花油茶和核桃等17种以及其他风景林、防护林和薪炭林等。

2. 野果类　主要有板栗和珍珠栗等28种。

3. 野菜类　主要有竹笋和棕包等42种。

4. 菌类　主要有黑鸡枞、土堆鸡枞、牛皮木耳等29种。

5. 花卉类　主要有杜鹃花、茶花和蔷薇等16种。

6. 动物类　主要有猕猴、豹子和蟒蛇等40种其他鱼类、昆虫类。

7. 矿藏类　阿昌族地区现已发现的矿藏有煤、锡和铀等10种。其中煤的储量最大，户撒乡和梁河县阿昌族居住区内均有储藏，但大多成蜂窝状分布。

二、大理州云龙县药物资源及自然资源

（一）云龙县药物资源

云龙县中草药材品种繁多，蕴藏丰富。全县有植物药材79科，172属，213种；动物药材9科、10种。植物药材分乔木9种，灌木18种，藤本21种，草本161种，真菌4种。珍稀名贵药材有云黄连（米连）、青贝、天麻、冬虫夏草、三七、红大戟、补骨脂、麝香、穿山甲、鹿茸、熊胆、猴骨和豹骨等；植物药材蕴藏量约2.44万担（估算），占药材总蕴藏量的54.93%。20世纪70年代每年药材收购总值为12万～18万元，1984年达118万元。但由于盲目采挖，许多资源破坏严重，有的品种已濒于灭绝。原料药材有地不容、三棵针等；大宗药材有茯苓、猪苓、当归、防风、首乌等24种，总蕴藏量为221.97万公斤。

（二）云龙县自然资源

云龙位于三江并流区，气候宜人，森林植被好，矿产资源丰富，水能蕴藏量高，农产品种类较多。主要资源优势是：

1. 矿产资源　有锡、铅、锌、铜、铁、银、金、钨、镍、盐、石

膏、大理石、水晶、板岩、高岭土、花岗石等矿，已探明有9个矿床，108个矿点和矿化点。

2. 水能资源　云龙地处滇西纵谷区，境内河流较多，有丰富的水力资源，除国家计划开发的澜沧江上的功果电站、苗尾电站外，其他11条河流还可大量开发，可建电站并已做过前期工作的有茅草坪电站、旧州鲁庄电站、民建乡坡脚电站、苏竹河两级电站等。境内有大、中、小河流11条，水能蕴藏量98万千瓦，可开发量14.8万千瓦。

3. 畜牧资源　全县共有草山草坡186.3万亩，占全县国土面积的28.29%，有可牧林地208.8万亩。广阔的草山草场是发展畜牧业的良好条件，特别是"草食"动物无污染，肉质好。现全县畜牧业已发展成农村经济发展的支柱，成为农民经济收入的主要来源。

4. 林果资源　全县共有林业用地331892.2公顷，有林地面积205133.2公顷，全县活立木总蓄积量为2523.52万立方米，人均131立方米。有榧木、榉木、红豆杉等珍稀树种，竹类资源丰富。

5. 土特产资源　森林野菜，主要品种有山嵛菜、树花菜、树蝴蝶、金叶菜、竹叶菜、大白花杜鹃、沙松尖子等，年产量10万吨以上。年产芸豆1000吨、腰豆350吨、牛肝菌420吨、南白瓜子1000吨、油葵1200吨、蓖麻4000吨。还有大量的苦荞，并成功进行了开发。

三、陇川、户撒与梁河的药物资源及自然资源

（一）陇川的药物资源及自然资源

陇川（傣语称"勐宛"，意为太阳照耀的地方）是个多民族聚居的民族乐园。

陇川属南亚热带季风气候，雨量充沛，日照充足，干湿季分明，四季不分明，昼夜温差大，常年无霜冻，年平均气温18.9℃，极端最低温零下2.9℃，最高温35.7℃，≥10℃的年活动积温6789℃，全年日照时数2284.4小时，年均无霜期296天，年均降雨量1709.4毫米，多集

中于5～10月，相对湿度为80%。植被以常绿阔叶林为主，森林覆盖率45.5%。这里常年山清水秀，四季花果飘香，山区森林茂盛，植物种类繁多，土壤肥沃，特产丰富，温湿的气候十分适宜各类动植物生长。植物如山苍子、魔芋、茶叶、板栗、核桃、柠檬、草果和竹子等。

这里有得天独厚的气候环境，自然风光旖旎，特产丰富，资源萃集，一年四季枝青叶绿，鲜花常开，水果不断，民族风情浓郁，素有动植物王国之称，是滇西最适合人类居住的地区之一。

此外，陇川旅游资源丰富，户撒刀和银泡首饰也驰名中外。

（二）户撒的药物资源及自然资源

户撒地区气候温和适宜，雨量充沛，全年降雨量在1368～1649毫米之间，分干湿两季，每年5月至10月为湿季，11月至翌年4月为干季。梁河地区年平均气温18℃。户撒地区系中亚热带低中山和中亚盆地，地势略高，全年平均气温在18.3～19.5℃之间，温差在29℃至零下2℃之间，夏季凉爽，冬季霜期较长。

境内植物种类多样，有野生药材600余种，常用中药材120多种，地产药材（草药）190多种。

野生植物中，药材和油类如黄连、野香果较多。在绵亘的山梁上，覆盖着以松、锥粟和红木为主的木材。山林间栖息着麂子、豪猪、灰猴、穿山甲、马鹿、狗熊和孔雀等珍禽异兽，盛产麂茸、熊胆等名贵药材。

（三）梁河的药物资源及自然资源

梁河历史悠久，早在二千多年以前就是中国"南方陆上丝绸之路"的必经之地。

梁河属南亚热带季风气候，最热月平均气温为23℃，最冷月平均气温为11℃；极端最高气温33.7℃，极端最低气温0.9℃。四季不分明，雨量充沛，土地肥沃，多年年均气温18.3℃，年均日照时数2385.5小时，年均降雨量1396.2毫米。梁河地区土地肥沃，而且天然资源丰富。不仅适宜水稻种植，而且还适宜种植玉米、小麦和豆类等粮食作物和油菜、茶叶和花生等经济作物。

1. 植物资源 梁河由于受山区地形和南亚热带季风气候的影响，各类植物资源十分丰富，森林植被可分为五种类型，包括亚热带常绿阔叶林、亚热带山地落叶阔叶林、亚热带针叶林、亚热带山地矮林。全县森林覆盖率达65%，以思茅松为主体的森林蓄积量为450万立方米。其他还有杉木林、翠柏林、云南松等。有药材类、芳香类、竹类等野生经济植物55科、101属、400多种。

2. 动物资源 梁河地形复杂，气候温和湿润，水源丰富，癞痢山、中山、芒鼓山有部分地段保存有茂密的森林、草地，为野生动物的栖息、繁衍提供了条件，全县有众多野生动物，兽类有豹子、熊、野猪、苏门羚、灰猴等22种，鸟类有孔雀、大雁、白鹤、原鸡等30多种，爬行类有麻蛇、眼镜蛇、巨蟒等10多种，有鱼类17种，昆虫210多种。

3. 矿产资源 梁河矿产资源丰富，县内已发现的矿藏有铜、铅、锌、铁、铀、硫、硼、锰、钨、钛、铝、硅、银、云母、水晶石、石灰石等30余种。

4. 水资源 梁河全县除"两江一河"外，还有60多条山溪小沙河，水资源非常丰富。全县水资源总量71.4亿立方米，蕴藏量为35万多千瓦/时。

5. 特色产品 糖、茶、滇皂荚、胶股蓝、林木制品、松香和葛根粉葛根片、葛根胶囊。

由于阿昌族地域分布广，气候、自然条件不同，药物资源及自然资源极为丰富。正由于阿昌族特殊的地域分布、气候、自然条件造就了各阿昌族地区疾病谱的不同及用药的不一样。

同时，丰富的药物资源和自然资源，为阿昌族人民长期在这里定居提供了优厚的生存条件，为阿昌族社会经济文化的发展奠定了良好的基础。

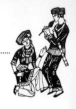

第九节　阿昌族的社会经济发展

阿昌族曾经历了漫长的社会发展史，阿昌族先民从狩猎、采集经济过渡到原始粗放的刀耕火种农业，不是一朝一夕就能完成的，各地阿昌族先民内部的发展不平衡，原始农业的出现也不同步。由于各地阿昌族所处的自然环境的差异，其发展水平依然表现出不平衡状态。

居住在山区较为偏僻地方的"峨昌"，经济形态比其他地区的"峨昌"落后，内地先进经济文化影响较小是这部分"阿昌"经济滞后的主要原因之一。居住在澜沧江东、西两岸山间盆地边沿的阿昌族，由于长期与从事稻作生产并与外界交流，受到先进生产技术的影响，农耕经济文化基本形成并得到进一步发展。云龙地区的阿昌族的经济发展更为突出，由于明朝廷"募盐商于各边开中"以解决"兵食不继"的经济措施，带动了这一地区各民族的发展和进步。畜牧业也相应发展，以养马最为普遍。户撒地区阿昌族接受了汉族移民的先进生产技术，尤其是铁器的制作和使用，改变了原始落后的农业耕作方式。

明朝后期，居于山间盆地的阿昌族开始水田耕种，从事以水稻种植为主的农业生产，以户撒地区阿昌族最为典型；居于山地的阿昌族仍种植旱谷和玉米，并从事旱地耕种兼畜牧的生产，这种生产方式以梁河地区阿昌族为代表。

据有关阿昌族社会历史调查表明，新中国成立前，阿昌族社会基本形成封建地主经济，阶级分化十分明细，社会生产力发展水平较高，商品经济已成为整个社会经济的重要组成部分。其他地区的阿昌族情况也大致如此。

新中国成立后，党和政府对民族地区的发展十分重视，拨出了专项经费搞建设，各地州政府和当地政府也支持阿昌族地区的建设与发展，特别是改革开放以来阿昌族地区更是得到了长足的发展。

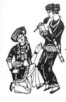

梁河县九保阿昌族乡，围绕"农业立乡、产业富乡、项目支撑、科教优先、和谐发展"的思路，2008年，全乡农业经济总收入4135万元，比上年增长19%；农民人均收入1755元，比上年增长25%。

梁河县曩宋阿昌族乡，落实贯彻"支农惠农"政策，结合本乡实际培养新兴产业，种植热带、亚热带经济作物，大力开发山区，种植经济林，使经济得到发展，农民得到实惠。2008年，全乡农业经济总收入6755万元，比上年增长19.9%；农民人均收入1776元，比上年增长24.8%。

陇川县户撒阿昌族乡，围绕"粮油稳产、绿色强乡、特色名乡、文化旅游活乡、创和谐昌乡"的发展思路，2008年，全乡农业经济总收入6206万元，比上年增长16.95%；农民人均收入1665元，比上年增长21.86%。

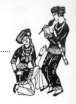

第二章 阿昌族医药发展历史沿革

阿昌族是云南省特有民族之一，有着悠久的历史和文化。在长期的生产生活实践和同疾病做斗争的过程中，阿昌族同胞逐步获得了一些医药经验，产生了本民族经验型的民间医。阿昌族医药在发展过程中，受阿昌族居住地域、文化等因素的影响，形成了一些具有本民族特点的阿昌族医药知识。虽然阿昌族医药历史悠久，但由于阿昌族历史上只有自己的语言而无文字，医药知识及经验是通过口传身教的方法，世代相传，无医学经验手抄本，历代文献对其医药记载也甚少，使其民族医药的历史考证较为困难。

第一节 唐宋以前的阿昌族医药发展

唐宋以前的阿昌族先民，处于大范围的流动、迁徙时期，对其社会结构和历史，包括医药状况，古文献没有记载。从唐代以后的文献记录来看，唐宋以前的阿昌族先民的生产方式以采集、狩猎和游牧为主。这一时期，据清人董善庆《云龙记往》的记载，公元6～7世纪之间，阿昌族部落酋长早概，兼并了蒲蛮落，成为了云龙地区各部落的首领，此后部落首领"以铁印券为凭，不得擅立"。早概始传至元末，有35代，云龙境内的阿昌族势力日益强盛，阿昌族信仰的原始宗教初步形成并定型，不断发展演变形成了"万物有灵"的多神信仰体系。

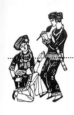

第二节　唐朝前后阿昌族先民对疾病的粗浅认识

早先，万物有灵的认识观已经萌发了阿昌族先民对疾病种类和病因的粗浅认识。如瘟疫是触犯了地方神（主管天灾的神）；被神树咬皮肤会起红疙瘩；被谷神咬眼睛会疼；跨越火塘（火神）阴部会烂；朝火塘吐唾沫口角会生疮；犯灶神小孩会得病；触犯水火二神会身体不适、发冷发热和腰酸背痛；触犯太阳神使人头上、身上生疮；触犯月亮神使人耳根溃烂；触犯桥神路鬼回家后全身疼痛和有气无力；被饿痨鬼咬肚子会突然疼痛；被毛虫鬼咬身上长痒疙瘩；秋神咬人人会疯等。此外，鬼神有明确的善恶之分，恶鬼自始至终都会伤害人，必须小心谨慎，不能冒犯它，要避开它，不然，人畜就遭灾遇祸，碰到恶鬼要请"活袍"占卜和进行祭祀；善神善鬼则能庇佑人类，赐福于人，但有时得罪了善神，它也会咬人，也要请"活袍"祭祀、安抚它。

这些认识是阿昌族先民长期与疾病斗争摸索和总结出来的。避开万物有灵的认识观，就从现代知识的角度看，这些认识里隐含了一定的道理，表明了唐宋以前的阿昌族先民已经对疾病种类和病因有了粗浅的认识。至于阿昌族先民在这一时期对这些疾病除了"活袍"祭祀之外是否还有药物治疗，由于无文献可考，目前还难以推断。清人董善庆《云龙记往》记载："（早）概十余世……多出芦子，商知而采之。"芦子，具有温中散寒、活络止痛、解毒消肿功用。用于感冒、咳喘、跌打损伤、风湿骨痛、胃痛、腹胀痛、月经不调、痛经、产后腹痛、牙痛、毒蛇咬伤、外伤出血、烫火伤、乳腺炎等。芦子在云南具有悠久的药用历史。芦子同时又是阿昌族喜欢嚼烟的原料之一，嚼烟也称嚼槟榔，用石灰、草烟、芦子、槟榔树皮或果皮合嚼。嚼烟原料味辛辣，可染齿，也能防牙病。嚼烟也是云南多种少数民族的习俗之一。这一记载说明阿昌族在唐朝前后已经有了药材交易，间接推测

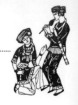

这一时期阿昌族已经在使用药材治疗疾病。

第三节　明清时期的阿昌族医药

明清时期，据清人董善庆《云龙记往》中的记载："明初段保为长。""（保）至鸡足山访，土人曰：此山有鸡足皇帝之神，保诣祭归，遂绘其象为云龙土主神，人有疾，祷则愈，至今土民祀之。"《云龙州志》（雍正本）卷五："凡病者，酬神必宰猪羊，备烧酒纸锭，延巫曰香童者数人，歌舞以乐神。"《云龙州志》（雍正本）卷七："药之属十四：'大黄、黄芩、黄柏、小黄连、茯苓、黄精、柴胡、何首乌、蓬术、金银花、葛根、香附、枸杞、五倍子'。香之属五：'木檀香、降真香、桂皮香、青香'。"以上记载表明清阿昌族仍然延续了有病时主要是靠祭祀活动来驱除，同时使用药材治疗疾病。

第四节　近代阿昌族医药

关于阿昌族医药历史，我们查到的文献仅有2001年出版的《阿昌族文化史》"医药卫生"部分收载了阿昌族传统常用药方20方（单方15个、复方5个），介绍了阿昌族常用的医技医法；2003年出版的《梁河阿昌族今昔》"医药卫生"部分收载了梁河阿昌族治疗疾病的民间药方13方（单方4个、复方9个），介绍了阿昌族常用的医技医法以及预防保健方法。由于没有查到更多关于阿昌族医药变化和发展过程的文献资料，我们对阿昌族医药近代的历史就只能从阿昌族医药至今还保留下来的现状入手进行一些分析。

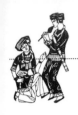
第五节　阿昌族医药发展现状

2009年1月至2011年12月，我们实地走访调研了云南省阿昌族的主要聚居区——德宏傣族景颇族自治州梁河县九保阿昌族乡和曩宋阿昌族乡，大理白族自治州云龙县漕涧镇仁山村，德宏州陇川县户撒阿昌族乡和保山腾冲县中和乡等3个州市的4个县5个乡(村)，就阿昌族医药进行了调查。

在云龙县阿昌族之源的漕涧镇调研得知，漕涧镇现还有传承明晰的阿昌族民间医：第一代：左××；第二代：李华凤、左兴河、李又昌；第三代：朱文光、左达中、李正春；第四代：李宗海、李宗涛、左德荣、左德兴；第五代：左志龙、左飚、朱海燕、李瑞、朱家昆、张军文。

第一代左××，已过世，生前一直住在漕涧镇棕树营村，详细情况还在调查中。第二代李华凤（1909年10月24日至1990年8月8日），男，阿昌族，曾为赤脚医生，以医治骨伤、跌打、风湿、肝病、妇科疑难杂症为主，在漕涧镇享有盛名，是当时收治病人最多的阿昌族医。第三代朱文光（1943年3月—）男，阿昌族，现住仁山村，是李华凤的堂弟。从小跟随李华凤学习医疗，现在家开展民间医疗，会使用的药材达300多种。这五代的共同特征是对疾病的诊断都传承了祖辈"五观""四柱脉"和"摸颈动脉"的方法。"五观"是观其面色，面色分为青、黄、白、赤、黑。面青：病情可能与肺、胃有关；面黄：病情可能与肝、胆有关；面白：病情可能与妇科流血、肾衰竭有关；面赤：病情可能与脾、胃、肾虚有关；面黑：病情可能与肝有关。"四柱脉"为四肢脉。上肢：病人掌心向上，医生用双手的食指、中指、无名指从病人手外侧摸腕关节旁的脉。食指把寸脉，管头部；中指把关脉，管中部；无名指把尺脉，管下部。下肢：医生用双手食指把脚面上的天平脉，天平脉的位置在踝关节旁脚背中间处，管

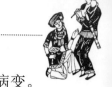

下盘，腰及以下为下盘；哪个脉有顶的感觉时，对应的器官有病变。脉又有浮脉、弱脉、迟脉和顽脉等。之后双手交叉搭在患者的双脚背上，最后再摸"颈动脉"，再结合患者临床症状等对症开药。

上述调查表明，到了近代阿昌族民族民间医药又有了进一步的发展，形成了自己较为独特的诊疗方法，使用的药材已经较多，药材多数是亲自上山采集，治疗的疾病种类较为普遍。

综上所述，我们认为阿昌族民族民间医药至少在唐宋时期就已初具雏形，经历了"巫医合一，神药两解"的长期过程，在近代有了较大的发展，形成了一些具有本民族特点的阿昌族医药知识和经验，在阿昌族人民的生存繁衍中发挥了极大的作用。

新中国成立后，党和政府对民族医药事业十分重视，阿昌族医药得到了进一步发展，在防病治病中仍起着重要作用。一些阿昌族民间医生参加了政府举办的中草药培训班，大大地提高了他们对中草药的认识。

梁河县关璋阿昌族大队于1969年建立20亩种植中草药小药园，1972年疟疾及脑膜炎爆发流行时，用蒿子烟醺驱蚊，用黄柏煮大锅药给群众服用；还用中草药治疗肠炎、痢疾、流行性感冒、咽喉疼痛、肾炎、肾结石和骨质增生等常见病。关璋村阿昌族民间医主治跌打损伤，那乱村有药农自挖收购药材。

在陇川户撒的朗光、芒棒等村也有阿昌族民间医治疗肝炎、风湿、骨折、癫痫、胃痛、膀胱癌等。

阿昌族民间医生利用当地丰富的药物资源及长期积累的经验为群众治疗一些季节性常见病及多发病，他们除运用一些单方、验方、秘方治病外，还兼施刮痧、放血、药浴等疗法，普遍受到群众欢迎。124种阿昌族民族用药已分别收录在《云南民族药志》《云南省志·医药志》和《中国民族药志》上。

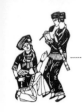

第三章 阿昌族医药常用的医技医法

　　阿昌族先民们为了生存和繁衍，除了和大自然恶劣环境做斗争，以取得生活资料外，还要对付各种疾病，甚至是传染病的侵袭。人们必须要千方百计地寻找防治这些疾病的方法和药物。阿昌族医药直接产生于生活实践，是自身防病治病经验的原始积累。

　　阿昌族是云南人口较少的特有民族，虽有自己的语言，但无文字，行医经验都是口传身教。很多阿昌族的医药知识、特色疗法等并不成系统，都靠师带徒口头、手把手相传，医药知识要素以"碎片"的形式高度分散在各个民族医的头脑里。在长期与疾病斗争的过程中，阿昌族同胞积累了较为丰富的用药经验和一定的医疗技术。

　　阿昌族在从远古走向现代的过程中，有过无数的医药创造，流传到今天的只是其中的一部分。由于其医药发展不平衡，各地继承和传播的水平也存在很大差异。同时，他们很容易受到外来民族包括医药文化在内的知识渗透，本民族医药学相关知识结构稳定性差，所以其医药学的民族性比较模糊。他们在长期的医疗实践中，也形成了自己相对独特的一些医药知识、独具特色的医技医法以及药物使用的经验，但阿昌族人民对生命运动的规律、疾病和健康的认识都还较为初浅，多停留在感性、零散的阶段，尚未达到理性阶段，因而也就没有医药理论而言。随着社会的发展，掌握本族特色医疗技术的民间医越来越少。本民族医药学目前尚处于抢救、发掘、整理和研究阶段。

　　阿昌族医药长期以民间的形式存在和流传，没有得到全面的系统

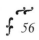

的文字记载和总结，再加上某些资料的失实记载，其传承方式、医技医法、治疗以及用药等问题，我们仍然可以从有关的文献资料和人民群众的口碑以及从现在的老民间医生，甚至是老艺人中收集、整理、完善和提高。

现代阿昌族民间医对疾病的诊断方法，主要是在传承祖辈医技医法"五观""四柱脉"和"摸颈动脉"等的基础上，分别又有自己的感悟和见解，再结合患者病情调整用药，这样就使得阿昌族民间医药在世代相传的基础上，得以不断充实、完善、提高和发展。

阿昌族民间医生利用当地丰富的药物资源及长期积累的经验为群众治病，除运用一些单方、验方、秘方治病外，还兼施放血疗法（又叫"放毒"）、活袍气功、药浴、揪或刮疗法、刮疗、拔火罐等，受到广大群众的普遍欢迎。

第一节　阿昌族民间医药常用医技医法传承方式

一、祖传

即父传子、子传孙或母传女、女传孙女等方式沿袭相传，但也有传子不传女或传女不传子的。主要以口述为主，靠自己的记忆和实践操作传承。他们非常注重言传身教，传承时不分贵贱、贫富，不管亲疏，对品德不好、心不善良、轻浮之人、贪财爱利以及粗心之辈等均不传，即使是自己的子女有不传的禁忌者也照样不传。正因为这样，才使其得以代代相传。如今的阿昌族民间医已经打破了有些"禁忌"，只要符合被选要求，既传子，也传女，家族外的照样传。这是非常可喜的现象，同时也是其社会文明进步的标志。

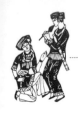
二、带徒弟

师傅对于从师或参师学习的徒弟的选择也持谨慎态度。要求忠厚、吃苦耐劳、与人为善和尊医重道，符合徒弟条件者，方收为徒。有的甚至需经一段时间的考察，而后定论。有几种人不能收为徒弟：贪财爱利、好酒好色、喜欢吹牛夸口、不热爱医道和不关心体贴病家者均不收。其学习方法是一面口述心记，一面跟师采药、治病，在实践中不断提高。

三、自学

以自阅医书、部分跟师或偷学医道等方法自学，也有广泛搜集当地流传方法，一病一方一药的学习者。

四、民间流传

云南人口较少民族医或药都有广泛的群众基础，为人们所熟悉和采用。有一些用药方法，为民间流传，在本民族聚居区，很多人都会用当地草药预防、保健、养生和治疗一些疾病。

正因为有多种形式的传承方式以及对传承人相关的严格要求，前辈言传身教以及高尚的医德为弟子及后人们树立的榜样，才使得本民族医药在人类民族医药的发展史中具有本民族的特色，从而代代相传。

第二节　阿昌族民间医常采用的疾病诊断方法、相关观点以及疗效判断方法

阿昌族民间医常采用"四柱脉"诊，结合"五观""摸颈动脉"

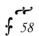

等方法诊断疾病；用"比对法"和"比量法"等方法判断疗效。有的医生还有风湿性关节炎按发病时患处疼痛程度、机体发热情况等方面来进行判断的观点。有的医生还认为，人体肾脏为大，心脏第二；肝肺有病难治；头昏、头晕病根在肾脏等。在这些相关问题上，可谓"百花齐放、百家争鸣"。但其中又蕴含着初浅的本民族医药理论的雏形，甚至有的观点与其他民族医药以及中医学有着相通或交叉之处。这对各民族医药的发展无疑是起到了相互促进、相互渗透、相互补充、相互推进、相互提高的积极和正向作用。

阿昌族民间医特色诊断疾病的方法"五观""四柱脉"诊以及"摸颈动脉"法等，各医家又有不同的见解。但在主要的方面有共同点。"五观""四柱脉"诊断方法一般只适用于诊断五脏六腑病变，不适用于诊断跌打损伤方面的疾病。

一、各医家对"五观""四柱脉"诊断的不同观点

观点之一：

有的阿昌医认为，"五观"是观其面色。面色分为青、黄、白、赤、黑。面青：病情可能与肺、胃有关；面黄：病情可能与肝、胆有关；面白：病情可能与妇科流血、肾衰竭有关；面赤：病情可能与脾、胃、肾虚有关；面黑：病情可能与肝有关。"四柱脉"为四肢脉。上肢：病人掌心向上，医生用双手的食指、中指、无名指从病人手外侧摸腕关节旁的脉。食指把寸脉，管头部；中指把关脉，管中部；无名指把尺脉，管下部。下肢：医生用双手食指把脚面上的天平脉，天平脉的位置在踝关节旁脚背中间处，管下盘，腰及以下为下盘；哪个脉有异样的感觉时，对应的器官可能就有病变。脉又有浮脉、弱脉、迟脉和顽脉等。之后双手交叉搭在患者的双脚背上，最后再摸"颈动脉"，可以初步判断患者血压、腰部骨质增生等情况，再结合患者临床症状等对症开药。

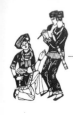
观点之二：

有的阿昌医对"五观""四柱脉"诊是这样看的。"五观"，看面色的青、黄、白、赤和黑。面青：病情可能与胃寒有关；面黄：病情可能与肝、胆及发热有关；面白：病情可能与妇科流血或胃有关，也可能是肚中有虫；面赤：病情可能与身体重伤有关；面黑：病情可能与肺、肝脏有关。"四柱脉"与观点一相同，但是以哪个脉有顶的感觉时来判断对应器官的病变。同时必看舌，主要是看舌体。舌体黄，可能是内体热，肝、胆有病；舌体白可能是胃寒。还闻患者呼出之气，也考虑一年四季对病情变化的影响。再结合患者临床症状等对症开药。

同时这位医生还认为，当代人发病多，与家畜摄入饲料过多、人饮用水所含矿物质偏多、生活习惯以及环境污染等多因素有关。所以诊断疾病时还需将这些因素考虑在其中。

观点之三：

有的阿昌医又是这样看的。"五观"是主观其面色，辅观眼、舌及面部斑点。"四柱脉"中，认为左手脉弱提示脑供血不足，而右手脉弱提示心脏供血不足；在下肢的操作上有所不同，医生用单手或双手三指（食指、中指、无名指）把脚背上的动脉；把脉时可以只摸单只手或脚的脉，也可同时把两只手或两只脚的脉，可以把左手、右脚的脉，也可把右手、左脚的脉，左手、左脚的脉，右手、右脚的脉，但要四肢都要把过一遍脉，判断上下强弱，整体分析病证。必要时可辅以把颈动脉、手指挤压捏挤膝关节旁的大腿皮肤。

观点之四：

有的阿昌医是这样看的。"五观"是观其面色。面青：可能与肺有关；面黄：可能与脾有关；面白：可能身体出血有关；面赤：可能与心脏有关；面黑：可能与肾脏有关。"四柱脉"诊时，医生还用双手的食指、中指、无名指把头部动脉（太阳穴位置），头部动脉管上部；用双手的食指、中指、无名指从病人手外侧摸腕关节旁的动脉，手部动脉管中部；用双手食指把脚背上的踝关节旁脚背中间处的动脉，脚部动脉管下部。看脉的跳动是否有异，判断机体的上、中、下部位和左右部位是否有病。颈动脉、手动脉、脚动脉三个部位脉搏跳动应协调，这样就说明身体的气和血运行正常。

观点之五：

有的阿昌医对"五观""四柱脉"还有不同的见地。他们认为面色灰绿，疾病可能与肺部有关；面色灰白，疾病可能与胃有关；面色黑，疾病可能与肝脏有关；面色赤，身体可能有炎症。对"四柱脉"也有自己的看法：手脉和脚脉跳动有力，说明这个人的身体状况良好。跌打损伤一般不摸脉。

观点之六：

年轻一辈的阿昌医对于"五观"的看法，与前辈有不同的理解。这位阿昌医认为，"五观"主要是看面色、眼、唇色、舌、鼻，兼看鼻液。腹痛还要看面部表情、走路姿势、听说话语气等。

二、骨伤疗效判定方法

（一）比对法

即将病人通过治疗后的患肢与健肢进行长度比对，如果两肢的长度一致，则可以判断伤肢疗效和恢复的程度较好。

（二）比量法

即用绳子分别测量病人伤肢和健肢的长度，如果两肢的长度一致，则可以判断伤肢疗效和恢复的程度较好。

骨伤病人复位固定用的夹板材质还与季节有关，如夏天用柳板、秋天用梧桐板等。

这些经验和观点，都是各位阿昌族民间医在传承上辈医药知识和经验的基础上，在长期的医疗实践过程中摸索得到的临床经验的总结，至今仍是他们诊断、治疗疾病、选择用药和判定疗效等的主要方法。这些经验和观点在他们长期的临床实践中发挥着不可替代的作用。当然，在此基础上，还需要借助相关现代医学的辅助，这才是科学、客观、辩证和实际的评价。

第三节　常见的治疗方法

一、放血疗法

放血疗法是将缝衣针烧红消毒放冷后，刺破人体的某些穴位或浅表血络，放出少量的血液而治疗疾病的一种方法，又称刺血疗法，民间又叫"放毒疗法"。放血疗法主要用于治疗中暑、发热、昏迷、腹痛腹泻、痧证、急性软组织损伤肿胀和疮疡脓肿等病症。

二、"活袍"气功

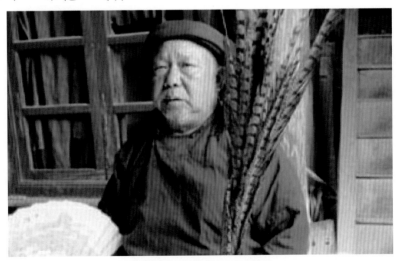

阿昌族"活袍"（经师）

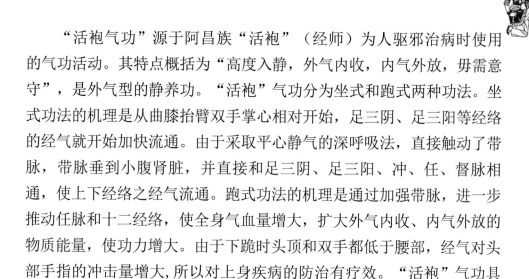

"活袍气功"源于阿昌族"活袍"（经师）为人驱邪治病时使用的气功活动。其特点概括为"高度入静，外气内收，内气外放，毋需意守"，是外气型的静养功。"活袍"气功分为坐式和跑式两种功法。坐式功法的机理是从曲膝抬臂双手掌心相对开始，足三阴、足三阳等经络的经气就开始加快流通。由于采取平心静气的深呼吸法，直接触动了带脉，带脉垂到小腹肾脏，并直接和足三阴、足三阳、冲、任、督脉相通，使上下经络之经气流通。跑式功法的机理是通过加强带脉，进一步推动任脉和十二经络，使全身气血量增大，扩大外气内收、内气外放的物质能量，使功力增大。由于下跪时头顶和双手都低于腰部，经气对头部手指的冲击量增大，所以对上身疾病的防治有疗效。"活袍"气功具备了中华气功的一般特征，也具有它的特殊性，它是一种不自觉的"自然"功。它不仅能强身健体，还可以利用外气发放为他人驱邪治病。

三、药浴疗法

药浴疗法又称为沐浴疗法或熏洗疗法。

（一）方法及目的

在水中加入中草药液或直接采用中草药的煎液，利用水的温热作用及其他一些物理作用，洗浴全身或局部，达到清洁、保健和治病的目的，它具有药疗和水疗的双重治疗作用。

（二）药浴的分类

1. 按药物作用不同分：分为草药浴、松脂浴、硫黄浴等等。
2. 按使用的部位不同分：分为全身浴、半身浴和局部浴。其中局部浴又分足浴、坐浴、手浴、头浴、面浴、眼浴等。

（三）药浴的原理

人体的皮肤、汗腺、皮脂腺及毛发等体表组织是人体抵御外邪侵袭的屏障，又是与外界进行交换的器官。体表组织不仅具有保护机体、调节体温以及感觉的功能，而且还具有分泌与排泄、渗透与吸收的功能，药浴疗法就是利用皮肤的这一生理特性而产生作用的。中草药经煎煮加工后，其有效治疗成分充分溶解于水中或散发在水蒸气中，药浴时药物的成分直接作用于体表或经皮肤吸收、渗透进入体内发挥作用。

（四）药浴的治疗作用

药浴的治疗作用又可分为体表治疗作用和体内治疗作用。体表治疗作用即药液直接接触肌肤产生药效，如杀菌、杀虫、消炎、消肿、止痛、止痒等体表治疗具有给药途径直接、无痛苦、无副作用、疗效好等特点，深受患者的欢迎。体内治疗作用即药液中的有效成分通过鼻、皮肤汗腺、皮脂腺、毛囊吸收渗透进入体内，通过血液循环散布到机体各组织与器官而产生药效。药浴的两种作用不是孤立的，而是相辅相承不可绝然分开的。

（五）药浴的水疗作用

水疗作用主要表现为温热作用、浮力作用、静脉压作用以及按摩刺激作用等。温热作用指温热水导致机体局部或全身血管扩张，促进肌表组织的血液循环及其皮肤的吸收功能，促进汗腺大量分泌，松弛肌肉，缓解痉挛，减轻疼痛等；浮力作用即关节肌肉粘连、僵硬、强直以及机体活动障碍者，可在水中进行主动或被动的低耗氧活动与锻炼，借助于水的浮力而使关节、肢体易于活动；静脉压作用表现在进行全身浸浴时，水可压迫胸部、腹部、四肢等体表的血管与淋巴管，促进血液及淋巴液的回流，起到消除肿胀的作用；机械刺激作用就是不断流动的水流可对人体皮肤产生机械冲击或按摩的作用，浴后有轻松舒适之感。同时用浴巾或手掌不断擦洗机体及某些穴位或经络循环的部位，疏通经络之气，从而调整各个脏腑的功能活动。

（六）阿昌族比较有名的传统药浴验方

如产妇满月时使用的药浴方，其预防和治疗效果较好。其主要成分为：大风草、九里香、蔓荆子、小荨麻、蛇床子、伸筋草、蒲公英、金银花、芸香草等，另外可适量加入薄荷、青蒿、芒硝、硫黄等。此方主要功能为行气、活血、祛风、除湿、疏肿散瘀、解毒、杀虫。治风湿痹痛、跌打损伤、血瘀肿痛、热毒痹疹；治产后抽风、小儿惊风，女子带下阴痒、子宫寒冷不孕、月经不调、急性乳腺炎，淋浊，丹毒，尿路感染；治疥癣湿疮、关节肿痛、皮肤麻木和皮肤瘙痒等症。

此方在阿昌族聚居地有较大的适用性，这些地区气候多雨潮湿，太阳直射时间长，日照时数多，空气湿度大。

（七）注意事项

药浴的治疗作用是多种作用相互协同的结果。同时，药浴的治疗效果又受多种因素的影响，如人体皮肤的完整性、药物成分的选择、药液的配制工艺、渗透力的大小、水质结构、水温高低、浸泡时间等。应用上要针对不同的疾病，不同的病情程度，充分考虑到这些影响因素，使药浴发挥最大的治疗效果。

四、痧症疗法

痧症："痧"是民间习惯的叫法，一方面是指痧疹征象，即皮肤出现红点如粟，以指循皮肤，稍有阻碍的疹点；另一方面是指痧症，又称"痧胀"和"痧气"，它不是一种独立的病，而是一种毒性反应的临床综合征，是疾病在发展变化过程中反映在体表皮肤的一种表现。临床上许多疾病可以出现痧象，痧是许多疾病的共同证候，故有"百病皆可发痧"之说。

（一）痧症的成因

古人认为痧症主要由风、湿、热之气相搏而为病。天有八风之邪，地有湿热之气，人有饥饱劳逸。夏秋之际，风、湿、热三气盛，人若劳逸失度，则外邪侵袭肌肤，阳气不得宣通透泄，而常发痧症。

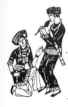

一年四季都有发生痧症的可能，但以夏秋季为多见。

（二）痧症的主要特征

一是痧点，二是酸胀感。根据病情，其表现可有轻有重，一般证候表现为头昏脑胀，胸腹郁闷，全身酸胀，倦怠无力，四肢麻木，甚则厥冷如冰；入气则作肿作胀；入血则为蓄为瘀；遇食积痰火，结聚而不散，则脘腹痞满，甚则恶心、呕吐。急、重证候则表现为心胸憋闷烦躁，胸腹大痛，或吐或泻，或欲吐不吐，欲泻不泻，甚则猝然晕眩昏倒，面唇青白，口噤不语，昏厥不醒，手足厥冷，或头额冷汗如珠，或全身无汗，青筋外露，针放无血，痧点时现时隐，唇舌青黑。

（三）治痧疗法

应用光滑的硬物器具或用手指、金属针具等，在人体表面特定部位，反复进行刮、挤、揪、捏、刺等物理刺激，造成皮肤表面瘀血点、瘀血斑或点状出血。

（四）治痧的原理

通过刺激体表络脉，改善人体气血流通状态，从而达到扶正祛邪、排泄痧毒、退热解凉、开窍益神等功效。

（五）治痧的作用

治疗法具有解表祛邪、开窍醒脑、调畅气血、清热解毒、疏经活络、行气止痛、运脾和胃、化浊去湿、急救复苏、改善血液循环、促进细胞代谢、增强机体免疫力等功效，对许多疾病具有防治作用，并能起到保健强身、美容等作用。刮痧疗法的常用器具有苎麻、八棱麻、小蚌壳、硬币、瓷碗、瓷酒杯、瓷汤匙、药匙、有机玻璃纽扣等。

（六）治痧的工具

主要用具有清热解毒作用且不导电、不传热的水牛角特制的刮痧板，在几何形状上，做成不同的边、弯、角及不同厚薄，施于人体对各部位能曲尽其妙。为了减少刮痧时的阻力，避免皮肤的擦伤和增强疗效，在刮痧时常使用某些介质作为润滑剂，常用的介质有香油、菜油、温开水或白酒等。此外，还应备一些75%的酒精和消毒棉签等，必要时用于皮肤消毒。

（七）治痧方法

主要包括刮痧法、撮痧法、挑痧法和放痧法等。

1.刮痧法　是用铜钱、瓷匙、硬币、纽扣、刮痧板等钝缘面蘸刮痧介质后，在患者体表特定部位反复刮拭，分直接刮痧法和间接刮痧法。

2.撮痧法　又称"抓痧法""捏痧法"，是施术者用手指撮、扯、拧、点揉病人体表的一定部位，用以治疗疾病的方法。大致可以分为挟痧法、扯痧法、挤痧法及点揉法等。

3.挑痧法　是施术者用针刺挑病人体表的一定部位，以治疗疾病的方法，本法主要用于治疗暗痧、宿痧、郁痧、闷痧等病症。

4.放痧法　又称"刺络疗法"，它与挑痧法基本相似，只是此法刺激性更强烈，多用于重症急救，具有清泄痧毒、通脉开窍、急救复苏等功效。本法主要用于治疗各种痧病重症和痧毒瘀积阻滞经脉的病症。

（八）痧象及代表的病种

刮痧之后皮肤所产生的反应就是痧象，常见的痧象包括体表局部组织潮湿、紫红或黑色瘀斑、小点状紫红色疹子，并伴有不同程度的热痛感。如"伤风"（即风热风寒感冒）、"中暑"（俗称发痧）。如为慢性习惯性痧症则称"牛皮痧"，凡有病源之处，其表面轻可见微红，花朵状，重则青紫成斑成块，触之有隆突感，如"泥湫痧"（急性肌痉挛、抽搐）、"绞肠痧"（急性肠胃炎）等，痧色鲜红，呈点状，多为表证，病程短，病情轻，预后好；痧暗红，呈斑片状或瘀块，多为里证，病程长，病情重，预后差。随着刮痧的治疗，痧象颜色由暗变红，由斑块变散点，说明病情好转，治疗是有效的。刮痧，在经济和医药卫生不发达的边疆少数民族贫穷地区，有时是拯救生命的重要手段之一。

（九）注意事项

刮痧疗法是通过刮痧工具在人体一定部位作用来实现的，所以部位的选择与治疗效果密切相关。刮痧工具与操作方法决定了刮痧疗法的性质，刮痧对皮肤的刺激主要是线与面的形式进行，同时也包括穴位的刺激，但刮痧对穴位点的刺激往往不要求像针灸治疗那样准确。这就是说，刮痧与经络的关系更为密切，故有"宁舍其穴，不失其经"之说，因此，若能掌握基本的经络穴位知识，无疑对刮痧是有帮助的。

五、拔火罐

拔火罐是一种聚血疗法，有活血止痛、促进新陈代谢的作用，人们常说："扎针拔罐，病好一半。"

主要是用艾叶、麝香等灸穴位，荆竹筒煮后拔穴位等。

（一）拔火罐的局部热敷作用

可使局部血液扩张，循环加快，新陈代谢旺盛，机体抵抗力增强，有利于疾病好转。

拔罐使毛孔扩张，把寒气吸出，达到驱风除湿，散寒拔毒的效果。同时使精神系统受到良性刺激，调动人体抵抗疾病的积极因素，有利于治愈疾病。

（二）火罐种类

民间有竹筒火罐，分大、中、小3种。大者直径为6厘米，长16厘米；中号直径为4厘米，长9厘米；小者直径为1.5厘米，长9厘米。玻璃火罐，医药公司出售的也分大、中、小3种。陶瓷空心小罐也分大、中、小3种。另外还有利用罐头瓶或小酒杯等代替，也可以就地取材，就地加工，用竹管，取直径1.5～6厘米，锯成9～16厘米左右的短筒，一端留节，削除外皮，经过精细加工，把管口磨平，磨光滑即制成医用竹筒。

（三）拔罐的方法步骤

1. 对病人详细询问病情，详细检查，明确诊断，并把病情诊断记录，凡符合拔罐治疗适应证者才用本法。

2. 根据病情选好拔罐部位，让病人坐好或卧位，让病人舒适。

3. 向病人做解释，消除紧张，使病人和医生配合。

4. 用大片生姜，上插棉签一枝浸上植物油或酒精（最好是95％酒精，火力猛，吸得紧），点燃后放在拔罐部位，迅速把罐盖上，即吸得很紧。拔10～15分钟，如果拔时间过长皮肤起疱。

5. 取罐时用手指在罐口皮肤一压，使其漏气，罐即自然出来，不可用力将罐拔出。

（四）拔罐疗法的适应证

拔罐疗法民间使用很普遍，适应范围广。根据他们的临床经验，对以下疾病疗效明显：痧症、感冒、气管炎、支气管哮喘、一般胃痛、消化不良、腹泻、腹胀、风湿腰腿痛、坐骨神经痛、肩周炎、慢性胆囊炎、慢性膀胱炎以及慢性胃炎等。

（五）拔罐疗法的禁忌证

急腹症，胃穿孔，肠穿孔，大出血，心、肝、肾、肺疾病，孕妇，化脓性皮肤病，精神病等不宜用本法。

（六）拔罐疗法的临床应用

拔罐疗法临床应用很广泛，现将最常见的而且经试用确有疗效的介绍如下。

1. 感冒

拔罐部位：全腰背部，以上背部为重点。

拔罐方法：分两批拔，第一批拔10个，拔10分钟后把罐取下再拔第二批10个，把腰部所有面积全部拔完，拔完后病人立即感觉全身轻松，头痛消失。如有发热者，在大椎处用三棱针刺三针后加拔罐放血。

2.支气管炎和支气管哮喘

拔罐部位：全背部每次拔6个中号罐，10分钟后取罐，再拔第二批6个罐10分钟。

3.胃痛

拔罐部位：全腹部及全腰部

拔罐方法：先拔全腹部4～6个中号罐，10分钟后取下，再拔全腰部4～6个罐10分钟。

4.腰痛、坐骨神经痛

拔罐部位：全腰部。

拔罐方法：全腰部每边拔3个罐，共6个，拔10分钟取下，再在空的地方拔6个，在最痛点可用三棱针刺后拔罐放血。

5.肩周炎

拔罐部位：以阿是穴为主。

拔罐方法：先用三棱针刺后，用小号罐拔放血或先用针刺加酒精棉花点燃拔罐。

6.腹痛、腹胀、腹泻

拔罐部位：全腹部和全腰部。

拔罐方法：先拔全腹部6个罐，10分钟取下，再拔全腰部6个罐10分钟后取下。

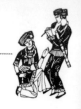

第四节　阿昌族民间医常见治疗病种

当地民间医的治疗方法及对民间药物知识的认识与本地区常见疾病的关联性较强。

阿昌族民间医主要治疗常见病，如骨折、跌打损伤、风湿疾病、肝病、妇科病、胃痛等。诊治病种涉及扁桃腺炎、哮喘、冠心病、胸膜炎、胃溃疡、胆囊炎、胆结石、肾炎、跌打损伤、骨质增生、关节炎、阴道炎、月经不调、糖尿病、痛风、肝炎、风湿病、静脉炎、痔疮、无名肿毒和脚癣等。

第五节　阿昌族民间医常见用药特点

在人类医药历史发展进程中，医药相辅相成、密不可分。药物的使用与医技医法也是相辅相成的。医者懂医识药、药由医生随手选用。阿昌族医药的存在和发展也同样如此。

在对患者进行正确的诊断之后，在某种程度上讲，药物的合理、精练使用，是保证疗效的前提和基础。而在此过程，又始终贯穿着简、便、易、廉、效的特点。

阿昌族人民在森林中寻找食物的过程中，不断发现有许多植物不仅具有营养，而且还具有医疗保健功效。通过漫长的生活实践，积累了许多利用野生植物进行医疗保健的经验，并在民间广为流传和应用。尽管其传统知识和经验受到自身社会文化发展的影响，存在着一定的局限性，但它在历史上对本民族的健康繁衍发挥了积极的作用，而且至今仍然是本民族赖以防病治病的有效手段和方法之一。而阿昌族医药知识和经验对当今植物资源的有效开发利用所具有的相关研究和参考价值也是不可忽视的。

阿昌族人民在生产活动中，一方面不断挖掘利用当地生物资源，在防病治病方面积累了丰富的经验；另一方面，又不断吸收、借鉴其他民族的医药经验来丰富自己的医药。经过长期的实践、总结和完善，创造了以植物药为主，包括少量动物与矿物药的本民族医药。他们的用药具有以下一些特点。

一、本民族药物使用方法简单、方便和易得

阿昌族医药大都是本民族在长期生活实践中逐渐产生和形成的，而且也基本与本民族社会、历史发展水平相一致。大多数草药也几乎毫无例外地采自周围的环境中。虽然在本民族中普遍有专门的民间医，但草药的炮制和使用方法也是当地一般人都能够普遍接受和实施的。所以，使用简单、方便和易得是阿昌族民间医用药的一大特点。

二、本民族药物使用灵活

阿昌族人民居住的地区，植物生长茂盛，药物资源丰富，种类繁多，取用方便。民间医对当地草药非常熟悉，使病人能及时得到治疗。其用药十分灵活，一药可用于多种疾病，一病可选用各不相同的药用植物；医家或病家周围有很多种草药可用，具有随手选用的随意性和广泛性，还存在着多种选择的余地；有部分是药食两用；有少数是自己专门栽种的。对毒性药的使用则十分慎重，且还有忌口的讲究。

三、与其他民族的药物有通用

各民族间通用同一种药物的情况非常普遍。如诃子有7个民族使用；天冬有18个民族使用；马鞭草有20个民族使用；鱼腥草有23个民族使用；用车前的则多达29个民族。阿昌族各民族医药之间融通使用

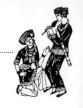

的较多，但也有一部分仅为本民族医使用的。

四、药用部位的使用

在药用部位的选择上，阿昌族医对于某些部位的药用是要求植物特定的生长时期，如开花前、开花后、果实前、清晨日出前等，表现出时间特征。在总体上，全草、茎、根类是用的最多的药用部位，但对药用价值的认知情况又有所不同。

五、药用植物加工炮制

地下部分一般是先去除泥沙，再将药材切段或切片；地上部分直接切段或切片，晒干。必要时打粉备用。根据病情需要，部分药材新鲜用。在传承的基础上，各位民族医又根据患者实际情况，对病情的把握以及药物的使用经验等综合考虑。当然，也有特殊的加工方法，如将药放在鸡肚子里埋在土里，大约一个月取出备用。

六、用药途径

其用药方法包括内服和外用两种。内服方法是把植物的药用部位水煎后饮用汤水为主，或泡酒内服；外用方法包括直接使用和制剂后使用。外伤药多用冷水、酒或米汤调和合，必要时加一定量面粉调敷，以增加其黏度，保持药效。阿昌医传统用药方法有煎服法、炖服、包敷法、涂搽法、擦洗法、浸洗法、冲洗法和药浴等。单方和复方均用，一般依患者情况而定。有的服药讲究时间与忌口。如有的医生认为，治疗骨折的药须在上午10点钟时服用等。内服药忌糖精。子宫下垂用独定子时要禁甜食；白带多用寄生、蒲公英根时忌叶绿素等。

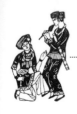

七、常用药物剂型

各民族之间用药剂型虽有相同之处，但也各有特点，可都有一定的选择理由和依据，同时在某种程度上也包含了传承的要素。阿昌医多用汤剂、散剂、酒剂、丸剂（手搓为丸）和药浴等。

祖传、师带徒、自学和民间流传等传承方式，使阿昌族的各种医技医法具有广泛性、灵活性、实用性、有效性、可操作性和传承性。即使是在当今多途径范围内具备的现代医疗条件下，以上常用的医技医法以及药物的选择性使用等，在阿昌族人民的预防、保健和治疗疾病等方面同样发挥着不可替代的积极作用。阿昌族民间医技医法是阿昌族人民集体智慧的结晶。同时，也是阿昌族医药历史发展进程中的佐证。

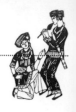

第四章　阿昌族药物、食物以及习俗的养生保健方法

阿昌族的先民，从原始社会开始，由于生产力的低下，居住于山林洞穴中，有时误食有毒食物，发生呕吐、昏迷甚至死亡，逐步认识分辨出了某些对人体有益或有害、能吃或不能吃的植物；若有外伤，他们就采用树叶、草根及其他植物敷于伤口上，这样就逐步认识了外用药物和止血药等。在无外来医药的情况下，阿昌族先辈们通过漫长岁月所获得的医药知识是来源于同疾病做斗争过程中的经验积累和总结。阿昌族人民在其他民族，特别是汉族文化的影响下，民间医药及个人卫生行为都有不同程度的发展和变化，还学会了酿酒，他们觉得喝酒能减轻风湿性疼痛等疾病，特别是药酒。从洗脸到洗澡、洗衣服，逢年过节打扫卫生、端午节喝雄黄酒、刮痧、拔火罐，用艾叶、麝香等灸穴位，荆竹筒煮后拔穴位等，逐渐形成了医药卫生习惯和保健方法。

阿昌族居住地区炎热潮湿，病菌容易滋生和传染。长期以来，人们在与疾病的斗争中，总结出了一些医药知识，保留了一些治疗疾病的技能。阿昌族在新中国成立前，没有自己的专业行医人员。生疾患病，无处求医问药，只有问卜打卦来判定冒犯了哪一神灵鬼魅，然后采取相应的祭祀活动以求病愈，或用简单的一些草药和简单的疗法加以治疗。据明代《百夷传》记载，阿昌族所属之地的百姓"疾病不知服药，以姜汁注鼻中。病甚，命巫祭鬼测路"。清末，阿昌族聚居的梁河县有了几家中药铺，20世纪30年代有西医传人，但终究不成规模，解决不了多少问题。在漫长的对疾病防治与养生保健探索和实践过程中，无论是在药物、食物还是在习俗等方面都积累和总结了许多宝贵的经验。

阿昌族传统的医药，不仅体现在丰富的用药知识和独具特色的治疗方法方面，还体现在他们衣、食、住、行的各个方面，展现出阿昌族同胞们的生活智慧和健康智慧。

第一节　阿昌族药物与预防、治疗和养生保健

虽然由于历史和文字等方面的限制，阿昌族并没有形成自己独特系统的医药理论体系，但他们在长期与疾病做斗争的过程中，积累了许多经验、方法和药物炮制运用经验，并世代相传，不断发展，在偏远山区、少数民族聚居区，几乎成了治病、疗伤、预防、保健和保障人民群众健康的主要手段，为民族的繁衍生息和健康发展立下了卓著的功勋。

一、文献资料整理收集到的阿昌族民间经验方

（一）单方

1.朱砂根　治疗跌打损伤、急慢性咽炎、慢性结肠炎、胃脘痛、月经不调、带下病、风湿痹痛。每日9～15克，水煎服，日服3次。

2.多花落新妇　治疗风寒湿痹、疝气。每日6～9克，水煎服，日服 3次。

3.芫荽　发汗透疹，治疗疮疖初起、脓肿未溃、食物积滞。每日10～25克，水煎服，日服3次。

4. 刺五加 治疗风湿痹证、水肿和皮肤瘙痒。取根及叶尖15～30克，水煎服，日服3次。

5. 水菖蒲 治疗感冒头痛、急慢性肠胃炎、月经不调。每日10～15克，水煎服，日服3次。

6. 单行节肢蕨 治疗急慢性肾炎、便秘。每日20克（鲜品40克），水煎服，日服3次。

7. 半边莲 功效是利尿消肿。治疗毒蛇咬伤、肝硬化、水肿、急慢性肾炎。每日10～30克，水煎服，日服3次。外用适量。

8. 咪美肿（地龙） 降血压，舒筋活络。治疗高血压病、半身不遂、风湿性关节炎，外用治疮痈溃疡、湿疹、骨折。每日10～20克，水煎服，日服3次。

9. 米克（地蜘蛛） 清肺热，活血止血。治疗急慢性支气管炎、肺炎、咽痛音哑。每日3～6克，水煎服，日服3次。

10. 赖哈嘛叶（车前草） 治疗泌尿系感染、泌尿系结石、急慢性肾炎、水肿和急性黄胆型肝炎。每日15～30克，水煎服，日服3次。

11. 桌鹰（露蜂房） 治疗头癣、急性乳腺炎。每日10克，水煎服，日服3次。外用适量。

12. 保垒（土狗） 治疗小便不利、水肿。每日2～5个，烘干研粉，开水送服，每次1个，日服3次。孕妇忌服。

13. 通关散 治疗急慢性支气管炎、哮喘、乳汁不通和癌症。每日10～15克，水煎服，日服3次。

14. 芦子 治疗感冒、跌打损伤、风湿性关节炎、胃痛、月经不调。每日6～10克，水煎服，日服3次。

15. 尼刹摆茄 治疗感冒、小儿高热、慢性胃炎、失眠。每日15～25克，水煎服，日服3次。

16. 白花蛇舌草 清凉。治刀口伤。

17. 绞股兰 清凉。解饮酒过量、消炎、退热。

18. 猪宗草 清凉消炎。治疗肾炎、尿道炎。

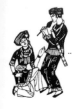

19. 百灵草　泡酒喝，疏筋活血，治疗关节筋骨扭伤。

20. 牛膝　与猪脚炖，治疗风湿痛、关节痛。

21. 重楼　消炎。治疗风湿、肠胃炎，也可做刀口药。

22. 何首乌　用金竹片刮洗干净炖肉吃，可乌发，强筋骨。刮下的皮泡酒，再加入小白药、牛膝、老人拐杖可治疗风湿和筋骨痛。

23. 千针万线草　炖水喝，其根蒸肉吃，可治心慌心悸。

24. 称斤草　炖水喝，可泄肚，治疗肚子闷胀。

25. 缅桃叶　炖水喝，治疗腹泄。

26. 桃子树皮　煮水喝，止吐。

27. 生姜片　加锅烟子灰和盐炖水喝，止咳。

28. 臭灵丹　煮水喝，止咳。

29. 马鞭梢　煮水喝，治疗牙痛。

30. 炒糊米冲水　治疗急性胃肠炎。

31. 双槐树皮　治疗妇女大流血。

32. 苦楝子树皮　驱虫。

33. 南杏一把伞　毒蛇咬伤。

34. 腹泻　打枪果（半成熟）30～50克。水煎服。每日1剂，日服3次。

（二）复方

1. 胃脘痛　碎米果树叶7尖，石菖蒲10克。水煎服，每日1剂，日服3次。

2. 上吐下泻　酸藤子、黄果皮各10克。水煎服，每日1剂，日服3次。

3. 风湿、跌打损伤

（1）松节、叶下花各20克。水煎服，每日1剂，日服3次。

（2）路边菊、叶下花、大血藤、矮小陀、对节生、理肺散根各20克。水煎服，每日1剂，日服3次。

4.筋骨扭挫伤　石芋、滑藤、隔夜找娘、藤杜仲（鲜品）各适量。捣细加入少量米酒炒热外包患处，每日1次。

5.月经不调　路边菊、山黄果树、紫绿谷根、藤杜仲各15～25克。水煎服，每日1剂，日服3次。

6.胎动不安

（1）苎麻根、右垂草根各50克，砂仁10克。水煎服，每日1剂，日服3次。

（2）密蒙花、九里光、桑叶、薄荷各15克。水煎服，每日1剂，日服3次。

7.疟疾　洗碗叶10～15克、钩藤15～25克，马鞭草15～20克。水煎服，每日1剂，日服3次。

8.感冒发热、头身疼痛　鬼针草50克，松毛尖15克，生藤10～20克，三台红花15～20克。水煎服，每日1剂，日服3次。

9.慢性支气管炎　叶上花15克，土细辛10克，白及30～50克，一支箭15～25克。水煎服，每日1剂，日服3次。

10.痢疾　黄连5～10克，地板藤20克，小黄散20克，桑寄生20克，黑锁梅15克，羊屎果树皮10～15克。水煎服，每日1剂，日服3次。

11.胃痛　七颗黑豆、七颗糯米放入土茶罐中炖水喝。

12.腹泄　山荷包草根炖水喝。

13.感冒　生姜、辣椒和红糖煮水喝。

14.筋骨扭伤　一颗蒿子的根、首乌、抓地虎舂捣后敷于患处。

15.疟疾　野薄荷、泥香草、茴香、木通、茅草根、紫草、黄连和黄芩煮水喝。

16.风湿　五加风、木瓜、牛文鸡脚、钩藤和寄生草煮水喝。

17.消肿利尿　木通、车前草煮水喝。

18.毒疮拔脓（消炎）　米马桩和土三七。

19.跌打损伤、接筋接骨　杜仲、叶下花、百花朵和剩通皮。

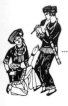

20. 红白痢　马打果(缅桃)叶和勐果(黄泡)根。

21. 肾盂肾炎　猫须草、百花蛇蛇草、茅草根、猪鬃草和海金沙。

22. 咽喉痛　白公鸡、野拔蒿、臭灵丹、豪猪签和穿山甲壳。

23. 外洗去痒　橄榄树皮、硫黄和大缺马草。

24. 外用头疼发热　大将军(麻空通)和蔓荆子果。

25. 止咳化痰　香橼叶和风吹散。炖蜂蜜水。

二、实地调研收集到的阿昌族民间经验方

(一) 德宏州梁河县实地调查收集到的阿昌族民间经验方

1. 单方

（1）枪伤、刀伤用重楼刮粉外敷。

（2）小儿高热用土豆烧热后包肚脐或脚后跟。

（3）心慌、心悸、神经衰弱、心律不齐、高血压等用回心草蒸肉或泡水喝。

（4）肚子痛可用新鲜藿香加红糖煮鸡蛋，吃蛋、喝汤。

（5）鼻咽癌用大苦参治疗。

（6）流鼻血用米酒泡脚后跟。

（7）痢疾用白头翁煮水喝。

（8）木棉根（腊办）：30～60克。炖肉服。主治体弱、面黄肌瘦。

（9）水肿：车前草（拉夸脏）、笔管草（木贼）、猪鬃草、鱼腥草、川木通各10～15克。水煎服。此外，车前草还可治红崩。

（10）消化不良：芫荽（元西）根30～60克。水煎服。

（11）挫伤：旱莲草（扑滴京）15克。炖酒服，并外搽。

（12）白带、痢疾：朝天罐（抠坝亏）10～15克。水煎服。

（13）拉和适量，经塘灰炮熟后，取仁研粉，口服，1日3次，1次3克。用于痉挛性疼痛、胃痛和痔疮。

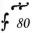

（14）小儿疳积：蜘蛛香（骂蹄湘）3～10克。剁肉蒸食。

（15）胃痛：香韭菜根，鲜品100克，加米酒适量浸泡，每日2次，每次适量，早晚饮服。

2. 复方

（1）蛇咬伤：南星、乌头外包。

（2）水肿：车前草（拉夸脏）、笔管草（木贼）、猪鬃草、鱼腥草、川木通各10～15克。水煎服。此外，车前草还可治红崩。

（3）跌打疼痛：紫金龙（努妙）2～5克、苏木2～5克、红花2～5克。水煎服。

（4）咽痛：臭灵丹、野坝花等煮水喝。

（5）妇女痛经：大头簪、大枣各适量，加米酒适量，炖热后内服。

（6）咳嗽：余甘子（史治）30克，松针30克。水煎服。

（二）保山市腾冲县实地调查收集到的阿昌族民间经验方

1. 单方

（1）治疗全身酸疼、中暑：用土碗蘸臭油刮脖颈、手弯、腿弯、腰、脊，发红为止。

（2）治疗眼疾：水薄荷煮鸡蛋。

（3）治疗小儿肚子疼：香菜煮鸡蛋，外加胡椒面。

（4）治疗胃病：用藿香煮鸡蛋。

（5）止血：用东草或败马草捣烂外敷。

（6）治疗风寒：用一碗汤火灰，青蒿包裹，再用布包紧，熏疼处。

2. 复方

（1）扭伤、肌肉疼痛：用草药隔夜找娘、金丝矮垛垛、排角牛、搜山虎捣烂加酒外敷。

（2）腹胀、消化不良：用野八蒿全草、鸡内金、砂仁三种拌拢舂成面吞服。

（3）风湿：用米酒泡红花、苏木、松明子根、木瓜。内服和外搽。

（4）肝炎：用白花蛇舌草、田鸡黄、梁饭花根各五钱煨水服。

（5）高热：用雪柳、土细辛煨水喝。

（6）风湿骨痛：用排角牛、火把花根水煎服或泡酒服。

（7）内出血：用茅草根、马齿根，水煎服。

（8）疟疾：用月亮草、帕哈叶尖捣烂外敷寸、关脉。

单方、验方、祖传方药以及特殊疗法等不仅价廉效验，方便易行，而且蕴含了许多对医学有启迪意义的内容。

第二节　阿昌族饮食文化与养生保健

阿昌族聚居在高黎贡山余脉的丘陵山地、峡谷平坝。这里土地肥沃，气候温和，雨量充沛，为阿昌族农业生产的发展提供了良好的条件。约10世纪，受大理王段氏封诰，当时外来商人教会阿昌人民种田，农业逐步发展。元、明设云龙州。阿昌族自古即以擅种水稻而闻名。

居于山间盆地的阿昌族进行水田耕种，从事以水稻种植为主的农业生产，水稻在粮食作物的生产中占95%以上。阿昌族从事农耕生产的历史，载入清朝董善庆的《云龙记往》中。户腊撒地区阿昌族最为典型；居于山地的阿昌族仍种植旱谷和玉米，并从事旱地耕种兼畜牧的生产。

一个民族的饮食习惯的形成，有其社会根源和历史根源，具有鲜明的民族性和地域性，是一个民族的文化和共同心理素质的具体表现。由于历史背景、自然环境、社会文化及饮食原料的不同，阿昌族人民在长期的发展过程中形成了一套独特的饮食习俗。

　　饮食习俗，依存在人们赖以生存的饮食习惯中，它的历史最久远。阿昌族的先民和其他民族的先民那样，也经历了"茹毛饮血"的生活方式。在艰难稚幼的先民时代，阿昌族先民同恶劣的自然环境做生死抗争，但忍然时常衣不遮体，食不饱肚。随着历史的发展和社会的演进，阿昌族的食源得到改善，饮食条件也随着生产力的提高而逐步提高，从果腹充饥的先民时期发展为审美享受，经历了历史与审美的同步演进。因此，阿昌族的饮食习俗是阿昌族人民创造历史的结果，也是古老民族的文化历史和传统审美的结晶。

　　阿昌族农耕稻作文化的萌芽与兴起，也逐步改变了阿昌族人民的饮食习惯。

　　阿昌族的饮食，以本民族自耕自产的农作物为主食。一般来说，阿昌族多居住在依山傍水的坝区或半山腰地区，悠久的稻作历史和耕种技能，使阿昌族地区盛产稻谷。因此，他们主要以大米为主食。少部分居住在山区地带的阿昌族种植旱稻的同时，还兼种玉米、荞子、薯类、麦类，也习惯以玉米、荞子、薯类和麦类为季节性主食，大米为常年主食，阿昌族尤其喜欢吃软米和糯米。

　　阿昌族饮食的副食品范围较广，有肉类、瓜果、豆类、蔬菜和副食加工类等。

　　肉类多以猪肉、鸡肉等禽类肉蛋为主。逢年过节，以猪肉为基食烹调，能做各种不同的花样饭菜。对阿昌族食俗，历史文献多以"性嗜犬，祭必用之"记载。其他肉类还有打猎所获的猎物。在副食中，瓜果、豆类和蔬菜的种类最多。瓜果有南瓜、黄瓜、丝瓜、洋丝瓜、香瓜、葫芦、西红柿、洋酸茄、茄子、辣子、洋芋、芋头、魔芋和山药等；豆类有豇豆、黄豆、黑豆、红豆、绿豆、饭豆和白云豆等。蔬菜有青菜、白菜、包心白菜、菠菜、荠菜、芹菜、芫荽、葱、生姜、蒜、荞头、菜花和莴笋等。有时也兼采些野菜，如香菜、水芹菜、鱼腥草、香椿和竹笋等。野生菌类也是阿昌族喜食的副食品。阿昌族半山半坝地区的可食菌类品种繁多，共有50多种。

一、阿昌族日常饮食与养生保健

如今的阿昌族日食三餐，主食为稻米，杂与糯米、麦子、玉米、荞子、薯类和豆类等。以粮食加工的品种很多，如米线、饵丝、粉丝、粑粑、粽子、豌豆凉粉、米凉粉等。各种主食的营养素含量虽不是很高，但因其食用量大，也是具有很高营养功效的，成为补充营养素的基础食物。

走进云龙县漕涧坝的阿昌族农户家里，抬头就看见堂屋的楼楞上悬挂着一捆烟熏似漆的黑谷穗。据了解，当地人用这种经多年烟熏的谷穗煮成汤，服用后能治疗咽喉疾病。

醋芹乃阿昌族著名的凉菜，酸辣鲜香，清凉适口。芹菜含有丰富的挥发性芳香物质，不但能增进食欲，还有提神健脑作用。对预防伤风感冒、春季多发的呼吸道感染、心脏病发作和中风有益处。中医认为，食芹菜可疏风散寒，帮助人体杀菌防病。

如今的阿昌族，肉食主要以牛、猪、鸡、狗和鱼等为主。烤全猪和狗肉是阿昌族的上肴。稻田养鱼是他们日常吃鱼的主要来源，以酸辣谷花鱼栽秧时将鱼苗放入田内，谷熟后取鱼，称谷花鱼）最具特色。

二、阿昌族饮食与生育的养生保健

阿昌族妇女孕期一直参加生产劳动，同时养些鸡，攒下鸡蛋以备生产后食用。有的人家还用田埂上的"土狗"（一种昆虫）烤干冲水或用甘蔗叶炖水给产妇喝以助产。生产后，小孩满三天，要用大风草、马子壳、九里光、曼金子、蒿子、竹叶等草药煮水给产妇和孩子洗澡除毒。产妇月子期间忌吃公鸡肉、猪头肉、黄色鸡脚的鸡肉、干

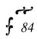

鱼、酸笋、芋头、辣椒和酸冷食物；主食为营养好的母鸡、鸡蛋、红糖、漆油、汤圆和甜白酒等。

在阿昌族的观念，特别是在生育健康观念中，孕妇参加生产劳动是为了她们身体的健康及生产时顺利；认为好的饮食对产妇的恢复和婴儿的生长是极为重要的。阿昌族的产妇一般月子时间为1个月至100天，月子期间要求产妇要休息好并尽可能吃好，以后才能承担繁重的生产劳动及哺育孩子。

三、阿昌族的"药食同源"

阿昌族的"药食同源"由来已久。阿昌族传统医学并不发达，除一些简单的民间草药治病外，并没有更多的医疗知识和药品。不少食品既是食物，又是药物，性味平和无毒副作用，且当地容易采集到，容易购买，制作简便，容易操作，尤其适于家庭自我调理。

药食两用常见的有：山楂、天麻、余甘子、鱼腥草、薄荷、川芎、秦归、桃花菜、葱、姜、花椒、八果、草果和芫荽等。

第三节 阿昌族烟文化与养生保健

历史上，阿昌族喜欢嚼烟，无论男女，平时劳作之余或社交场合，均常互赠烟嚼，男女青年恋爱也以互送烟嚼来传达感情。嚼烟与阿昌族青年男女有着美好的历史渊源。嚼烟也称嚼槟榔，用石灰、草烟、芦子、槟榔树皮或果皮合嚼。味辛辣，可染齿，也能防牙病。据说还能克瘴气，使毛虫变僵、蚂蟥变直，实际上也有提神、健胃、消食的功能。嚼出的汁液外搽治蚊虫、蚂蝗叮咬。

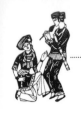

第四节　阿昌族酒文化与养生保健

阿昌族被称之为"流淌在酒文化中的民族"。农业的发展，使阿昌族人有了过剩的粮食。粮食加工业工艺已达到一定水平。其中，酿酒历史最早。（明景泰）郑颙的《云南图经志书》卷六记载："种秫为酒，歌舞而饮，以糟粕为饼，晒之以待乏。"他们从剩饭中发现自然发酵的道理，并逐渐摸索出人工发酵的方法。从此酿酒成为阿昌族人的一项重要的世代相传的手工业。这样也促成了阿昌族全民嗜酒的饮食文习俗。历史文献中多以"嗜酒"或"嗜酒成性"等词来记载阿昌族的饮酒习俗。他们大多自称是"祖上下来的规矩"。酒在阿昌族社会生活中占有重要地位。

酒还是阿昌族人常年不断的饮料，妇女常饮用糯米制作的甜酒，甜酒有浓郁的酒香和甜味；成年人和老年人多饮白酒。现在大多数阿昌族都已会用蒸馏法制作烧酒，藏之于瓮，供节日和待客时饮用。此外，阿昌族还能用山药、包谷、麦类和荞等粗粮酿酒。

为预防疾病，驱除疾病、强身健体，秋收后，阿昌男性就要结伴进山，采集苦草等18样草药，配制成酒曲；腊月时节，家家户户开始酿酒，以备足来年的用酒。如今的阿昌族，男女都能酿酒，妇女更是行家里手。酒曲自制，酒曲有甜酒曲和烧酒曲两种。

阿昌族除食用酒外，酒还用于治病如驱寒，通经络，作药引子，作外用中草药辅料等。

第五节　阿昌族茶文化与养生保健

阿昌族还被称之为"爱喝茶的民族"。他们喜欢喝红花油茶。这种茶花期长，花朵鲜艳美丽，干仁含油率达56%～57%；油质清亮，味

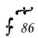

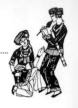

香，脂肪和蛋白质含量高。

喝烤茶也是阿昌族人民的一种爱好。用一种砂质小土罐，置于火上烤烫，再把茶叶装在罐内继续烘烤，并不断地轻轻翻抖，把茶叶烤透，待茶叶烤泡变黄发出焦香味时，取出放于杯内，用开水冲泡饮用。一罐茶烤到恰到好处，要翻抖100次，因此，人们称之为"百抖茶"。

还有就是用竹筒做工具制作的茶。制作时，先把茶叶揉好，塞进荆竹筒内，再在竹筒上打数个眼，以透水气，然后把竹筒放在火上，用30℃的火温慢慢烘干即成。需要时，打开竹筒即可用，竹筒茶有竹子的特殊芳香，又格外清凉解渴，携带也比较方便，过去一般是赶马人用，当地人也喜欢饮用。

阿昌族还喜欢饮用"青竹茶"， 竹筒茶将泉水的甘甜、青竹的清香、茶叶的浓香醇融为一体，所以，喝起来别有风味，久久难忘。

第六节　阿昌族的民间体育活动与养生保健

阿昌族的民间体育活动主要有武术、爬竿、顶棍、荡秋千、赛马、射弩、耍象、耍龙、拳术和蹬窝罗等。除了赛马要在节日期间进行外，其他各项体育活动随处可见。有的自然村专门设有练武场"拳列亚"，外村人及妇女不得入内，本村男子年龄不限，自由参与。教练一般由本村长者担任，知道多少就传授多少，不讲究更多的规矩，不需要报酬。学习先从基本功开始，教的种类有棍术、拳术、枪棒、链甲等，套路多、门类杂，学三五年后可在玩春灯时亮相。顶棍、扭棍等在田头地角、草皮和打谷场等地方都可进行。

武术：阿昌族是一个尚武的民族，其武术名目繁多，有刀术、拳术、棍术等。

爬竿：将就村边大树，栽棵竹竿，劳动休息时脱下衣服来练上几次，爬竿全靠臂力、双脚合拢不动，一口气爬到顶端，原样回到竿底。以动作干脆、造型美观为标准。

顶棍、扭棍等在田头地角、草皮、打谷场等地方都可进行。

秋千：又分为荡秋和车秋两种，一般在春节期间举行。

赛马：多在春节期间举行，赛马优胜者被视为本民族英雄。

射弩：阿昌族崇尚射箭，而且射技很高。弓弩不仅是阿昌人的武器，也是崇拜的对象。

耍象、龙：是阿昌族传统节日会街的主要活动之一。象、龙以木作架，竹篾编身，糊纸而成。象、龙象征和平幸福。

拳术：有公鸡拳、猴拳、十字拳、打通广拳、翻地龙拳、大蟒翻身拳、四方拳等。

蹬窝罗：是阿昌族独特的体育活动，逢节日、喜庆日子都要举行。每年的正月初为"窝四定节"。人们在乐器的伴奏和歌声中旋转跳动，突出脚上功夫。

由于种种历史原因，阿昌族世代深居的自然环境给他们创造了许多天然的体育锻炼场地。为了延续生命，得以生存，适应外界环境以及大自然气候的千变万化，增强与自然灾害抗争，克服各种困难的能力，于是产生了许多以提高力量、速度、耐力、技巧等各种身体素质的体育项目。这些体育运动源于生活，融生活与健身为一体，是人们征服大自然、改造大自然，以及乐观向上精神的再现。同时也是阿昌族人民强健体魄和养生保健的有效方法。

第七节　阿昌族的节日习俗与养生保健

阿昌族在其悠久漫长的社会历史发展进程中，以自己的宗教信仰、风俗习惯为轴心，创造了丰富多彩的民族传统节日。

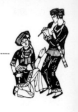

一、"阿露窝罗节"

"阿露窝罗节"是阿昌族的法定节日，每年的公历3月20日举行，节日为两天，节日标志为青龙、白象和弓箭，是将梁河地区阿昌族传统的窝罗节和陇川户腊撒地区阿昌族传统的上座部佛教节日会街节统一起来的节日。"阿露窝罗节"大型庆祝场所在梁河县。

蹬窝罗有一些固定的动作就像古代的"五禽戏"，是一套完整的养生保健操。青龙、白象和弓箭是力量的象征；红日，说明阿昌族崇尚自然。整个节日标志透露出阿昌族崇尚自然、人与自然和谐相处的气氛。整个节日是一次阿昌族全民健身活动的大比拼。

二、端午节

每年农历五月初五过端午节。端午节主要盛行于梁河、腾冲、芒市、云龙、龙陵、陇川等县市阿昌族地区。所包粽子花样繁多。但漕涧地区阿昌族不包粽子，而是炒食玉米、大米、蚕豆、黄豆、豌豆等五谷，以此待客，视为尊客。小孩要戴香包，成人泡雄黄酒喝，预防毒蛇咬伤；门头挂菖蒲和艾蒿等；预防疫气；刮痧等，以求无疾无患，人人安康。

三、泼水节

是南传上座部佛教除旧岁迎新岁的日子，是佛教徒的新年。又称"摆桑建"或傣历新年。过此节的目的是赕佛沐佛，除去佛身上的尘土，换上新的袈裟。人们相互泼水是为了洗去一年的疾病灾害，祈求一年清吉平安、幸福美好。更主要的是带有清洁卫生的内容。泼水节一般在清明节后的第七天举行，历时5～7天。

每个节日的形成都有其特定的时代背景和历史意义。传统节日的纪念、娱乐多为群众自发活动，各个地方过节的时间不一，节日的活动形式和内容也不尽相同，很大程度上是一种随意性的活动。但这些节日活动也体现了阿昌族对疾病预防和养生保健的认识，有普遍的公共卫生意义。

第八节　阿昌族"活袍"气功与养生保健

源于阿昌族"活袍"（经师）为人驱邪治病时使用的气功活动。其特点可以概括为高度入静、外气内攻、内气外放、无需意守，是外气型的静养功。

"活袍"气功具备了中华气功的一般特征，也具有它的特殊性，它是一种不自觉的"自然"功。不仅能强身健体，还可以利用外气发放为他人驱邪治病。

第九节　阿昌族生育礼仪、禁忌与养生保健

阿昌族妇女产期临近时，有的地方保留请"活袍"占卜的方式预测产期的古俗。占卜，把一种称作"石花"的植物，放入清水盆中，视其石花开放的情况而获知产期后，家人、亲戚要为迎接新生婴儿置办许多备用物品，并为孕妇临产做好各种准备。接生人一般选择身体健康、未曾患过大病或怪病、家风好、有子嗣，又有一定接生经验的妇人。他们认为，接生者的健康状况及性格、作风等都会直接影响新生儿将来的成长。

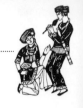

一、阿昌族生育礼仪与养生保健

（一）做月子

那些正值吃斋期或准备祭祖先、祭鬼的人家，也不能到刚生产的人家，以防带恶鬼、邪气给产妇和婴孩。

（二）闯名

阿昌族另外一种奇特的为孩子拜"亲爹"或"亲妈"取小名的方式是孩子出生三或七天后，若无人闯进家里"踩生"，也没有去搭桥"闯名"，经常哭闹或体弱多病时，就去请"活袍"及八字先生卜算其性格、生辰八字，按其旨意及特征去找石匠、木匠、教师、干部或其他手艺人家，讨要一碗饭菜来吃，医治孩子的毛病（一般讨到饭后即算好了）。之后，把舍饭人拜为"亲爹"或"亲妈"，并要其取个吉利的小名。

二、阿昌族生育禁忌与养生保健

因原始宗教中崇拜自然、神仙及各种鬼魂和神灵，这些原始观念也渗透到阿昌族生育习俗中。因此，阿昌族妇女生育过程中，禁忌特别多。

1.他们认为，这一时期最容易附上各种恶鬼、邪气。不得随意进出别人家，若有犯忌，则被认为给人家带来了晦气，会倒霉，人家会很不高兴。有的会直言相劝，有的甚至会公开咒骂，以冲晦气。

2.跨了小便处或丢剃的头发会得膀胱疾病和中邪。所以，禁止在路上小便和乱丢头发。

3.孕妇偷了别人家生姜会生六指头的小孩。

4.妻子怀孕后，丈夫不能去参加丧礼中的抬重出殡。

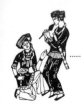

第十节　阿昌族原始宗教与养生保健

　　阿昌族没有文字，其原始宗教往往和神话结合在一起，互相渗透，并通过本民族的巫师或"活袍"（经师）加以传播，在本民族中世代传承下来。在阿昌族语言中，没有"宗教观念"一词。人们将原始宗教观念和神化称为"万物的道理"，原始宗教的主线是"万物有灵"。因此，"万物有灵"是阿昌族先民无数代人沿袭下来的世界观，是阿昌族人对自然界和社会总体的理论，是一种既单一而又包罗万象的纲领，它贯穿于阿昌族一切原始文化之中。

　　阿昌族"万物有灵"的自然崇拜，源于古老原始初民的图腾崇拜，是一种原始的崇拜意识形态。他们认为，图腾也是一种避邪物。

　　阿昌族的鬼魂和神灵崇拜也是原始宗教中自然崇拜的延续，它的核心意识同样是"万物有灵"。这种意识观念，崇尚自然界的日、月、山川、巨石、怪树、一根藤、一条扁担等都具有灵魂。他们认为各种鬼魂和神灵都具有超人的力量，他们对人类的生产生活，如疾病、谷物丰收或歉收、牲畜的瘟疫都有支配作用。它既可以给人们带来好运，作为保护神存在，也可以给人们制造灾难，以恶鬼面目出现。

　　在阿昌族的观念中，鬼和神没有严格的区分界限。通常把保佑和守护人畜安康的精灵称为"神"，把危害人畜安宁的精灵称为"鬼"。

　　原始图腾崇拜注重"实体"，鬼魂崇拜则更加夸大了崇拜对象的"神力"，使其威力更加神奇、抽象、神秘和普遍。

　　正是由于阿昌族在生命、生存、生活和生产过程中的需要，在人类进化和历史演变过程中，当人们生疾遇病或遭到自然灾害、生活上无保障而又需要寻求保护和帮助时，阿昌族先民的"万物有灵"意识心态就驱使人们去祈求鬼神的宽恕、同情或庇护。潜意识中就与其养

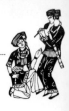

生保健发生了关联。其主要方式有以下几种。

一、图腾崇拜

又称图腾信仰和图腾主义。主要有犬图腾和大石崇拜。

1. 犬图腾

在阿昌族原始初民的原始意识中犬是神灵，是庇护他们、无所不能的保护神。这种原始的犬图腾崇拜，一直与阿昌族的传统文化一脉相承，至今，还在阿昌族社会意识中依稀可辨。

2. 大石崇拜

对石神的崇拜，是阿昌族的一种古老的原始信仰。人们认为石神具有庇护万民的神职，同时还有幻化万千的灵应。

二、鬼魂神灵崇拜

阿昌族鬼魂神灵崇拜中的鬼魂神灵特别多，初步统计达30余种，与医药活动有关的主要有以下几种。

（一）"天神"

又称天公，也是最大的善神遮帕麻，是阿昌族神灵中神格最高的保护神，每年正月初一或正月十五清晨，要供斋祭献他。"腊訇"恶神及"棒头鬼"咬人时，还要请"活袍"祭祀他。每年农历正月初一全民族最盛大隆重的传统节日窝罗节，就是由祭天神和地母神的盛大祭祀活动演化而来。

（二）"谷期"

也称谷魂或谷神。被它咬时，眼睛会疼，这时要请"活袍"主持祭祀"跳谷期"。

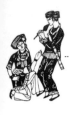

（三）山神

山神咬牛马的地方，阿昌族认为是"山硬"，此处不能讲不吉利的话，甚至"饿""累"之类的话也不能说出口，否则会冒犯山神，使人迷路、患疾病。祭祀山神的方法是吃午饭时，将酒、茶和饭或其他好吃的东西，各取一撮放于碗内做成"汤饭"，往远处泼洒即可。

（四）狼神

狼神是恶鬼神灵。被"狼神"咬，全寨牲畜都会生病。如遇此鬼，过年要耍"狮子"、玩"狮子灯"以驱瘟疫。

（五）树神

阿昌族几乎每个村寨都有棵神树。陇川县地区的神树多为皂角树。阿昌族人认为人们生的某些病痛是触犯神树的结果。被神树咬，如果起红疙瘩，祭送时，燃烧一块牛粪饼，烧一束头发，绕人三转，再送到树下，以纸火、斋饭、香烛、鲜花祭祀。

（六）寨神

阿昌方言称"瓦嘎"，陇川县阿昌方言称"色曼"。阿昌族各村寨都有寨神。阿昌族认为，寨神是一寨之主，保佑村落、人畜兴旺，无病无灾。

每年固定祭祀两次，第一次于农历五月，择猪日或马、虎日祭拜。此次祭寨神主要祈求保佑全寨人畜健康，顺利种好田。第二次祭寨神在农历六月或七月的猪日、虎日和马日。这个季节雨水多，疾病多，祭祀的主要目的是祈求人畜平安。

（七）火神

阿昌族火神崇拜主要集中在火塘神和灶神。不能朝里吐口水、不能跨越、不能用脚凑燃烧的柴、不能随意搬移火，否则，要以纸火香烛祭祀点燃，向火神说明原因，祈求谅解。神对阿昌族来说是善神。跨越火塘裆（阴部）会烂；伸脚板烤火，爬山会滑倒；朝火塘吐吐

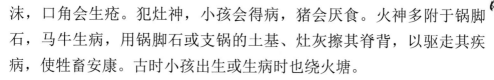

沫，口角会生疮。犯灶神，小孩会得病，猪会厌食。火神多附于锅脚石，马牛生病，用锅脚石或支锅的土基、灶灰擦其脊背，以驱走其疾病，使牲畜安康。古时小孩出生或生病时也绕火塘。

（八）炉神

阿昌族不少人家有打铁炉灶，开炉打铁前要炉神。炉神供在挡火墙上，祭时，祭品和香火或摆或插在梯级的挡火墙顶。祈求炉神保佑打铁时铁屑、锤等不伤人。出外打铁者炉神最勤，以祈求发财、不遇意外及疾病。

（九）水、火二神

不论大人或小孩上山狩猎，下河捉鱼，身体不适，发冷发热，腰酸背痛，认为与水、火二神有关，经占卜确认，备红公鸡一只，猪头或半斤重的肉一块、香条、纸火等物，到河边、沟旁生火做饭进行祭祀。

（十）地方神

它比寨神的神格高。每年的栽殃前偶尔祭一次，除非偶发事件，如旧时的氏族、村落间发生械斗，遇较大规模的天灾人祸如瘟疫、泥石流、火灾等，便由共拥地方神的头人协商杀猪宰羊进行群体性祭礼。仪式由最早建寨的寨中男性老者或请"活袍"主持，每户一男人参祭，祭物是嘴含尾巴的熟猪头等五牲祭品。

（十一）太阳神、月亮神

太阳神，阿昌语称"版清"，他能使人头上、身上生疮。月亮神，阿昌语称"版当"，它能使人耳根溃烂。二者因属恶鬼，也称太阳鬼、月亮鬼，供奉在围墙的土墙洞里或房檐下，祭处放有竹筒等祭祀品。目的是祈求太阳神、月亮神保佑家人平安。据说被太阳鬼、月亮鬼咬着，会患眼病。祭祀太阳神、月亮神时要制作太阳和月亮的标志，患者用糯米粉蒸一块圆饼，放在挂有日、月的竹竿前，加烧纸钱，患者祈祷、叩头，然后将象征物送出插在路边。

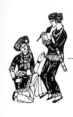
（十二）棒头鬼

阿昌语称"康"，鬼名叫"腊訇"，是阿昌族最大的旱神，被人们归入恶鬼之首。祭祀时，要用一只鸭或一个鸭，并做一根木棒，上画土蜂、竹子、树、马鹿等，与另一小棒摆成"丁"字形，请"活袍"念经。咒语为"你永世不能回家，要活来除非石头开花，公鸡下蛋，公牛下犊"。阿昌族对此鬼深恶痛绝。"棒头鬼"咬人时，要请"活袍"驱赶，要祭"天神"。

（十三）桥神路鬼

阿昌人离家外出赶集或探亲访友，回家后若全身疼痛，有气无力，就认为是犯了桥神路鬼，于是端上一碗米去问卜，占卜者通过卜封察明，若确定冒犯桥神路鬼，就要备办一只红公鸡、肉、蛋、纸钱、香、路神纸一张，选吉日到小桥边祭祀；同时另用一个鸡蛋、一碗米饭、患者一件衣服及捞米饭用的灶滤头，由一长者叫病患者的魂回家。

（十四）饿痨鬼

不论大人或小孩到野外劳动放牧，肚子突然疼痛，便解释为被饿痨鬼咬。取半碗饭加入一些凉水，再烧上一块猪骨丢在碗里，端在患者头上绕三圈，口中念"牛屎篱笆不是你的家，茅草窝棚不是你的安身处，有主归主，无主归庙，无主无庙的就各散虚空……"之后将凉水饭泼在大门外，关上大门。表示把鬼送出去，不让再进来。

（十五）毛虫鬼

无论大人与小孩，上山砍柴、割草或其他劳作，身上过敏，出现痒疙瘩，阿昌人就解释是毛虫鬼咬。送毛虫鬼用一块旧布包上些粗糠，用火点燃，绕患者转三圈，再抓一把粗糠，边往外走边撒，到村外选株大树，将糠放在树脚，但转回时，不能回头张望。

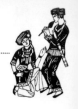

（十六）狮子鬼

若寨子里人病、牲畜死亡，尤其是寨子里的青壮年男子生病或其他自然植物死去，使寨子不安宁，认为是触犯了狮子鬼。这时需请"活袍"给狮子鬼许愿，到来年农历正月初二起耍狮子灯还愿祭祀。

（十七）秋神

也称秋杆或秋千神，是神力较大的恶鬼。它咬人，人会疯，寨子的马牛会成批死掉。祭祀是通过坎秋杆、迎秋神、送秋神来进行。

阿昌族的恶鬼还有很多，如苗丹鬼、藤子鬼、落河鬼、僻拍鬼、撤柴鬼、扑尸鬼等。这些鬼都被认为可以致人生病，可以使牲畜死亡，家园衰败，寨子不得安宁。

阿昌族的鬼魂崇拜中把如此众多的鬼神分划为善神和恶鬼，这基于把原始宗教万物有灵的自然崇拜融合于鬼魂和神灵崇拜的多样性中。同时，也反映了阿昌族先民崇拜信仰中的矛盾心态：一方面囿于本身的软弱无力而企求得到鬼魂的帮助；另一方面又由于本身的无知，因而对自然压迫怀着恐惧。因此，呈现了祈求恶鬼的宽恕或期盼善鬼庇护的二重性。这就是阿昌族多神崇拜的内在核心。

三、祖先崇拜

神威恶劣、祭祀繁缛的叫"啊靠玛"；相反，神性温和、神威和善、祭祀简略的叫"啊靠咱"。两者祸害家人时，被咬的人会害该祖宗过去害过的病，需请"活袍"来问卜，如触犯了某个祖魂，便先作许愿，病愈后再祭祀。

第十一节　阿昌族生活卫生习俗、生活禁忌与养生保健

阿昌族人触摸不清洁物体后会用野蒿水洗脚手。

"禁忌"是人类文化学研究中的一个重要范畴，也是人类社会特有的文化现象。虽然阿昌族的生活"禁忌"有的仅是一种礼仪，但一些内容也一定程度地反映了阿昌族人民对养生保健及医学的认识。如妇女生孩子未满7天时，忌讳别家男子进入院内，是因新生儿体弱，外人入内易生病。

第十二节　阿昌族丧葬礼仪与养生保健

阿昌族古代的丧葬习俗未见历史文献记载。但作为传统文化中最具保守性、稳定性的丧葬文化，在长期的发展过程中相因成俗以后，就逐渐成为一个民族文化模式中最为重要的组成部分被保留下来。现实的阿昌族丧葬习俗，库存了丰富的文化内涵传统的生死观及丧葬之礼，可以说融合了多种观念，而且又同社会结构、人际关系、伦理道德、审美标准、宗教信仰以及民族文化等方面有着非常紧密的联系，是一个具有多种功能的文化综合体。

如果有人在村外病死或恶死，其尸体一概不准进村，否则会将灾难带入村中。如果死者年轻或无后，停灵一至两天就可出殡，一般不得多停。如果死者年老有后，其丧礼和寿终正寝的老人相似，但尸体必须和其他非正常死亡者一样"过火"（火葬），捡尸骨放于罐中再进行土葬。过火后死者所遭受的灾难或疾病将被烧掉，不再伴随死者转世，也不会再殃及下一代。各地阿昌族对妇女难产而亡的处理不完全相同，户腊撒地区阿昌族采用速葬的方式，停灵一天后将尸体焚烧，再捡尸骨土葬。非正常死亡者均不得葬于家族墓地内，一般按年龄的大小分别葬于本村的青年墓地或小孩墓地。

以上养生保健方式和方法在一定程度上讲，是阿昌族人民在生产、生活以及同疾病做斗争过程中的经验和总结，应让阿昌族民间的预防、治疗以及养生保健等方面的精华在维护阿昌族人民的健康方面继续发挥作用。

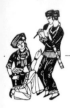

第五章　阿昌族常用药物

　　由于阿昌族人民所居住的得天独厚的自然环境条件，加上交通不便，经济文化相对封闭，使得他们在长期的生产、生活、生存和与疾病做斗争的过程中，不断积累了丰富的药物知识，构成了他们世世代代赖以健康生存和繁衍的物质基础，是人类口头和非物质文化遗产的重要组成部分。

　　《云南民族药志》第一卷收载阿昌族药物有66种，第二卷收载药物48种。《云南省志·医药志》记载阿昌族药12种。《中国民族药志》第一卷阿昌族药物有10种，第二卷4种，第三卷1种。除重复的外，以上书籍共收集阿昌族药物124种。其中，《云南民族药志》第一卷标注有中文药名、拉丁名和阿昌族药名，但无用法、用量、药用部位以及阿昌族用药经验的有22种；既标注有中文药名、拉丁名和阿昌族药名，又有用法、用量、药用部位以及阿昌族用药经验的有44种。《云南民族药志》第二卷标注有中文药名、拉丁名和阿昌族药名，但无用法、用量、药用部位以及阿昌族用药经验的有2种；既标注有中文药名、拉丁名和阿昌族药名，又有用法、用量、药用部位以及阿昌族用药经验的有46种。《云南省志·医药志》记载的既标注有中文药名、拉丁名和阿昌族药名，又有用法、药用部位以及阿昌族用药经验的药物有10种。

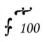

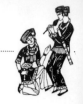

第一节　有阿昌族药名及来源的品种

标注有中文药名、拉丁名和阿昌族药名但无用法、用量、药用部位以及阿昌族用药经验的药物品种。

一、《云南民族药志》第一卷

1.大瓦韦
【来源】大瓦韦Lepisorus macrosphaerus （Baker）Ch ing
【阿昌族药名】因他的为呢

2.大叶仙茅
【来源】大叶仙茅Curculigo capitulataLour. O. Kuntze.
【阿昌族药名】大叶仙茅

3.山乌龟
【来源】山乌龟stephania delavayi Diels
【阿昌族药名】地不容

4.木耳
【来源】木耳Auricularia auriculaL. ex Hook. Underw. ）
【阿昌族药名】毛滚

5.木芙蓉
【来源】木芙蓉Hibiscus mutabilis L.
【阿昌族药名】九头花

6.木棉
【来源】木棉Bombax malabaricum DC.
【阿昌族药名】得乌金，腊办

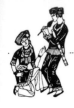

7.凤仙花

【来源】凤仙花Impatiens balsamina L.

【阿昌族药名】基曼

8.巴豆

【来源】巴豆Croton tiglium L.

【阿昌族药名】巴豆

9.半边莲

【来源】半边莲Lobelia chinensis Lour.

【阿昌族药名】半边莲

10.肉桂

【来源】肉桂Cinnamomum cassia Presl

【阿昌族药名】桂

11.苎麻

【来源】苎麻Boehmeria nivea(L.)Gaud.

【阿昌族药名】白麻

12.吴茱萸

【来源】吴茱萸Evodia rutaecarpa (Juss.) Benth.

【阿昌族药名】无瓦

13.佛手

【来源】佛手Citrus medica L.var.sarcodactylisNooten)Swingle

【阿昌族药名】菩牙乐

14.沉香

【来源】土沉香Aquilaria sinensis (Lour.) Spreng.

【阿昌族药名】土沉香

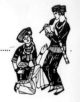

15. 苦参

【来源】苦参Sophora flavescens Ait.

【阿昌族药名】苗那

16. 泽泻

【来源】泽泻Alisma orientale（Sam.）Juz.

【阿昌族药名】泽泻

17. 草血竭

【来源】草血竭Polygonum paleaceum Wall.ex Hook.f

【阿昌族药名】古浪阿麦

18. 绣球防风

【来源】绣球防风Leucas ciliata Benth.

【阿昌族药名】阿操茄

19. 猪鬃草

【来源】猪鬃草Adiantum capillus-veneris L.

【阿昌族药名】猪鬃

20. 酢浆草

【来源】酢浆草Oxalis corniculata L.

【阿昌族药名】酢浆草

21. 喜树

【来源】喜树Camptotheca acuminata Decne.

【阿昌族药名】喜树

22. 檀香

【来源】檀香Santalum album L.

【阿昌族药名】檀香

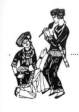

二、《云南民族药志》第二卷

1.鸡根
【来源】鸡根(Polygala arillata Buch.-Ham.ex D.Don)
【阿昌族药名】黑儿外爱

2.金钱草
【来源】金钱草(Lysimachia chrirstinae Hance)
【阿昌族药名】金钱草

第二节　有阿昌族药名及用法的品种

标注有中文药名、拉丁名和阿昌族药名，又有用法、用量、药用部位以及阿昌族用药经验的药物品种。

一、《云南民族药志》第一卷

1.儿茶
【来源】儿茶Acacia catechuL. f. Willd.
【阿昌族药名】儿茶
【阿昌族药用经验】用浸膏。用于咳嗽、腹泻、小儿消化不良、疮疡久不收口。用量3～5克。外用适量。
【中国药典记载】用浸膏。功能主治：收湿生肌，敛疮。用于溃疡不敛、湿疹、口疮、跌仆伤痛、外伤出血。用法用量：1～3g，包煎，多入丸散服。外用适量。

2.土木香
【来源】土木香inula helenium L.

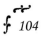

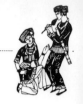

【阿昌族药名】们什郎儿

【阿昌族药用经验】用根。苦，平。理气止痛。用于慢性胃炎、胃功能紊乱、慢性肝炎。用量3～9g。

【中国药典记载】用根。性味归经：辛，苦，温。功能主治：健脾和胃，调气解郁，止痛安胎。用于胸胁脘腹胀痛、呕吐泻痢、胸胁挫伤、岔气作痛、胎动不安。用法用量：3～9g，多入丸散服。

3. 山稗子

【来源】山稗子Carex baccans Ness

【阿昌族药名】拆拣青

【阿昌族用药经验】用根、种子。用于月经过多、产后出血。用量50～100g,水煎服。

4. 五加

【来源】五加Acanthopanax gracilistylus W. W. Smith.

【阿昌族药名】久郎帮

【阿昌族药用经验】用根去皮抽心、叶。辛，温。祛风除湿，强筋健骨。用于风湿、水肿、皮肤瘙痒、腰腿酸痛、半身不遂。

【中国药典记载】刺五加Acanthopanax senticosus (Rupr. et. Maxim) Harms

用根、根茎、茎。性味归经：辛，微苦，温。功能主治：益气健脾，补肾安神。用于脾肾阳虚，体虚乏力、食欲不振、腰膝酸痛、失眠多梦。用法用量：9～27g。

5. 瓦韦

【来源】瓦韦Lepisorus thunbergianusKaulf.Ching

【阿昌族药名】因他的为呢

【阿昌族药用经验】用全草。苦，平。利尿消肿。用于尿路感染、肾炎、肝炎、口腔炎、咯血、血尿。用量3～15g。

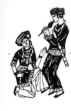

6. 牛膝

【来源】牛膝（Achyranthes bidentata Blume）

【阿昌族药名】罗危科西头

【阿昌族药用经验】用根、皮、叶。生肌，散瘀血，消痈肿。

（1）用于咽喉肿痛、高血压、胎衣不下，4.5～9g。

（2）补肝肾，强筋骨，牛膝根泡酒服。

【中国药典记载】用根。功能主治：补肝肾，强筋骨，逐瘀通经，引血下行。用于腰膝酸痛、筋骨无力、经闭癥瘕、肝阳眩晕。用量：4.5～9g。

7. 毛丁白头翁

【来源】毛丁白头翁Gerbera piloselloides(L.) Cass.

【阿昌族药名】啊木隔嗯

【阿昌族用药经验】用全草。苦，辛，平。用于赤白痢、小儿疳积、咳嗽、胃痛、腹胀。用量10～15g，水煎服，日服两次。

【中国药典记载】白头翁pulsatilla chinensis(Bge.) Regel.用根。性味归经：苦，寒。功能主治：清热解毒，凉血止痢。用于热毒血痢、阴痒带下、阿米巴痢。用法用量：9～15g。

8. 长春花

【来源】长春花Catharanthus roseus (L.)G. Don

【阿昌族药名】阿年年升

【阿昌族用药经验】用全草。微苦，凉，有剧毒。抗癌，降血压。用于急性淋巴细胞性白血病、高血压。用量5～10g，水煎服。

9. 水菖蒲

【来源】水菖蒲Acorus calamus L.

【阿昌族药名】黑

【阿昌族用药经验】用根茎。辛，苦，温。开窍化痰，辟秽杀虫。用于神志不清、慢性气管炎。端午节放艾和胡椒炖酒服，预防感

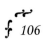

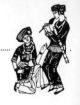

冒头痛、肠胃炎、调经。

10.石菖蒲

【来源】石菖蒲Acorus gramineus Soland.

【阿昌族药名】受毛

【阿昌族用药经验】用根茎。开窍，宽胸，祛湿，解毒。用于湿痰蒙窍、神志不清、健忘多梦。用量3～9g。

【中国药典记载】石菖蒲Acorus tatarinowii Schott.

用根茎。功能主治：化湿开胃，开窍豁痰，醒神益智。用于脘痞不饥、湿痰蒙窍、神昏癫痫、健忘耳聋。用量3～9g。

11.白饭树

【来源】白饭树Fluggea virosaRoxb. ex Willd.Voigt

【阿昌族药名】阿铺嗯舍

【阿昌族用药经验】用叶。苦，凉，有小毒。消肿止痛，止痒，止血。用于全身性水肿，配楦樟子，黑心姜，煎液蒸全身。每日1次，连续3～5天。

12.白薇

【来源】白薇Cynanchum atratum Bung

【阿昌族药名】革嗯啊、铺啊奴

【阿昌族药用经验】用根、叶。用于风湿性腰腿痛、肺结核、支气管炎。用量5～15g，水煎服。

【中国药典记载】用根、根茎。功能主治：清热凉血，利尿通淋，解毒疗疮。用于温邪伤营发热、阴虚发热、骨蒸劳热、产后血虚发热、热淋、血淋、痈疽肿毒。用量4.5～9g。

13.地胆草

【来源】地胆草Elephantopus scaber L.

【阿昌族药名】考沙知

【阿昌族药用经验】用全草。用于感冒、急性扁桃体炎、肝硬化、腹水、湿疹。

14.杜仲

【来源】杜仲Eucommia ulmoides Oliv.

【阿昌族药名】杜仲

【阿昌族用药经验】用树皮。甘，温。补肝，强肾，安胎。用于高血压、头昏目眩，肾虚尿频，胎动不安。每次6～15g，水煎服。

【中国药典记载】用树皮。甘，温。功能主治：补肝肾，强筋骨，安胎。用于肾虚腰痛、筋骨无力、妊娠漏血、胎动不安、高血压。用量6～9g。

15.含羞草

【来源】含羞草Mimosa pudica L.

【阿昌族药名】尼刹摆茄

【阿昌族药用经验】用全草。涩，凉，有小毒。用于感冒、小儿高热、胃炎、神经衰弱。用量15～24g，水煎服。

16.诃子

【来源】诃子Terminalia chebula Retz.

【阿昌族药名】阿诃来、啊料

【阿昌族用药经验】用果实。苦，涩，温。用于慢性肠炎、慢性气管炎、喉头炎、溃疡病、痔疮出血。用量6～9g。

【中国药典记载】用果实。苦、酸，涩，平。功能主治：涩肠敛肺，降火利咽。用于久泻久痢、便血脱肛、肺虚喘咳、久嗽不止、咽痛音哑。用量3～9g。

17.鸡矢藤

【来源】鸡矢藤Paederia scandens（Lour.）Merr.

【阿昌族药名】夹克啊奴

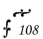

【阿昌族用药经验】用全草。甘，温。用于风湿筋骨痛、跌打损伤、皮炎、湿疹。用量15～30g。

18. 鸡冠花

【来源】鸡冠花Celosia cristata L.

【阿昌族药名】夹儿平胆

【阿昌族用药经验】用花序。甘，凉。用于功能性子宫出血、白带过多。用量9～15g，水煎服。

19. 鸡蛋花

【来源】鸡蛋花Plumeria rubra L.

【阿昌族药名】鸽妩甘旦

【阿昌族用药经验】用花。甘，凉。用于预防中暑、肠炎、细菌性痢疾、传染性肝炎。

20. 刺天茄

【来源】刺天茄Solanum indicum L.

【阿昌族药名】其鲍

【阿昌族用药经验】用果。凉，有小毒。用于牙痛、胃痛、失眠症。用刺天茄果子捣烂加姜泡水服，日服3次，每次3g。

21. 拔毒散

【来源】拔毒散Sida szechuenensis Matsuda

【阿昌族药名】奔托为

【阿昌族用药经验】用全株。苦，平。用于乳腺炎、肠炎、闭经、乳汁不通。用量3～9g。

22. 虎掌草

【来源】虎掌草Anemone rivularis Buch.-Ham.ex.DC.

【阿昌族药名】耐火拖、奈且

【阿昌族用药经验】用根。辛、苦，寒。用于咽喉肿痛、牙痛、胃痛、急性肝炎、跌打损伤。用量5～15g，水煎服或酒泡服。

23.肾茶

【来源】肾茶Clerodendranthus spicatusThunb.C.Y.Wu

【阿昌族药名】戛萝那每

【阿昌族用药经验】甘、微苦，凉。用于急慢性肾炎，膀胱炎，尿路结石。用量30～60g，水煎服。

24.金钗石斛

【来源】金钗石斛Dendrobium nobile Lindl.

【阿昌族药名】哈扎金、嗯切

【阿昌族用药经验】用全草。甘、微苦，淡。滋阴养胃。用于热病伤阴、口干燥渴、病后虚热。用量6～12g，水煎服。

【中国药典记载】用茎。甘，微寒。功能主治：益胃生津，滋阴清热。用于阴伤津亏、口干烦渴、食少干呕、病后虚热、目暗不明。用量6～12g，鲜品15～30g。入复方宜先煎，单用可久煎。

25.金银花

【来源】金银花Lonicera japonica Thunb.

【阿昌族药名】精因发

【阿昌族用药经验】用花。甘，寒。用于上呼吸道感染、流感、扁桃体炎、急性阑尾炎、子宫颈糜烂。用量9～60g。

【中国药典记载】用花蕾或初开的花。甘，寒。功能主治：清热解毒，凉散风热。用于痈肿疔疮、喉痹、丹毒、热毒血痢、风热感冒、温病发热。用量6～15g。

26.茜草

【来源】茜草Rubia cordifolia L.

【阿昌族药名】四轮花、四轮草

【阿昌族用药经验】用根。苦，寒。用于吐血、便血、尿血、月

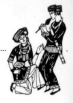

经不调、肝炎、肠炎、跌打损伤。用量3～9g。

【中国药典记载】用根、根茎。甘，寒。功能主治：凉血，止血，祛瘀，通经。用于吐血、衄血、崩漏、外伤出血、经闭瘀阻、关节痹痛、跌仆肿痛。用量6～9g。

27. 穿心莲

【来源】穿心莲Andrographis paniculata(Burm.f.) Nees

【阿昌族药名】翁得肚呢

【阿昌族用药经验】用全草。苦，寒。用于扁桃体炎、咽喉炎、流行性腮腺炎、肠伤寒、急性盆腔炎。用量9～15g，水煎服。

【中国药典记载】用地上部分。苦，寒。功能主治：清热解毒，凉血，消肿。用于感冒发热、咽喉肿痛、口舌生疮、顿咳劳嗽、泻泄痢疾、热淋涩痛、痈肿疮疡、毒蛇咬伤。用量6～9g，外用适量。

28. 姜黄

【来源】姜黄Curcuma longa L.

【阿昌族药名】液红

【阿昌族用药经验】用根、果。辛、苦，温。用于胎动不安。用量15～20g，加胡椒、砂仁各适量炖肉吃。

【中国药典记载】用根茎、果。辛、苦，温。功能主治：破血行气，通经止痛。用于胸胁刺痛、闭经、癥瘕、风湿胸臂疼痛、跌仆肿痛。用量3～9g。外用适量。

29. 核桃

【来源】核桃Juglans regia L.

【阿昌族药名】芒袋

【阿昌族用药经验】用果仁。甘，温。用于肾虚耳鸣、滑精遗尿。用量5～9g，外皮用于疥癣。

【中国药典记载】用种子。甘，温。功能主治：补肾，温肺，润肠。用于腰膝酸软、阳痿遗精、虚寒喘嗽、大便秘结。用量6～9g。

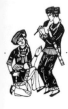

30.臭牡丹

【来源】臭牡丹Clerodendrum bungei Steud.

【阿昌族药名】牡丹南

【阿昌族用药经验】用根。苦、辛，平。用于风湿性关节痛、高血压。用量15～30g，鲜叶适量捣烂包患处。

【中国药典记载】牡丹Paeonia suffruticosa Andr. 用根皮。苦、辛，微寒。功能主治：清热凉血，活血化瘀。用于温毒发斑、吐血衄血、夜热早凉、无汗骨蒸、经闭痛经、痈肿疮毒、跌仆伤痛。用量6～12g。

31.粉叶小檗

【来源】粉叶小檗Berberis pruinosa Franch.

【阿昌族药名】嗯宋邦

【阿昌族用药经验】用根。用于痢疾、肠炎、肺炎、急性结膜炎、急性黄疸型肝炎、疮疖。用量15～25g，水煎服。

32.黄花蒿

【来源】黄花蒿Artemisia annua L.

【阿昌族药名】尊

【阿昌族用药经验】用全草。用于结核病潮热、疟疾。用量3～9g。

【中国药典记载】用地上部分。功能主治： 清热解暑，除蒸，截疟。用于暑邪发热、阴虚发热、夜热早凉、骨蒸劳热、疟疾寒热、湿热黄疸。用量6～12g，入煎剂宜后下。

33.野棉花

【来源】野棉花Anemone vitifolia Buch.-Ham. ex DC.

【阿昌族药名】整儿阿铺

【阿昌族用药经验】用根。苦，寒。有小毒。由于跌打损伤、风湿关节痛、痢疾、蛔虫病、钩虫病。用量5～10g，水煎服。外用适

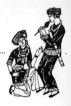

量。

34. 银杏

【来源】银杏Ginkgo biloba L.

【阿昌族药名】白果

【阿昌族用药经验】用叶。甘，苦，有毒。用于支气管哮喘、冠状动脉硬化性心脏病、心绞痛、血清胆固醇过高症。每用叶4.5～9g。

【中国药典记载】白果，银杏Ginkgo biloba L.

用种子。功能主治：敛肺定喘，止带浊，缩小便。用于痰多喘咳、带下白浊、遗尿、尿频。用叶4.5～9g。生食有小毒。

35. 假朝天罐

【来源】假朝天罐Osbeckia crinita Benth. ex Wall.

【阿昌族药名】抠坝亏、柯摆奎

【阿昌族用药经验】用根、果。用于白带、痢疾。

36. 密蒙花

【来源】密蒙花Buddleja officinalis Maxim.

【阿昌族药名】缅儿收

【阿昌族用药经验】用花、根、叶。甘，微寒。用于黄疸型肝炎。用量3～9g，水煎，分3次服。

【中国药典记载】用花蕾、花序。功能主治：清热养肝，明目退翳。用于目赤肿痛、多泪羞明、眼生翳膜、肝虚目暗、视物昏花。用量3～9g。

37. 紫茉莉

【来源】紫茉莉Mirabilis jalapa L.

【阿昌族药名】紫茉莉

【阿昌族用药经验】用根。甘，淡。用于扁桃腺炎、月经不调、前列腺炎。用量9～15g。水煎服或外洗，孕妇忌服。

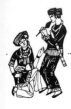

38. 腊肠豆

【来源】腊肠豆 Cassia fistula L.

【阿昌族药名】苗铺威舍

【阿昌族用药经验】用果实。用于耳鼻内发炎起硬结，果仁磨水滴入耳鼻内；小儿便秘，用果实磨水。皮用于黄疸型肝炎。

39. 滇刺枣

【来源】滇刺枣 Ziziphus mauritiana Lam.

【阿昌族药名】罗克实

【阿昌族用药经验】用树皮。用于香港脚癣，烫伤。

40. 槟榔

【来源】槟榔 Areca catechu Linn.

【阿昌族药名】槟楠

【阿昌族用药经验】用果实。苦、涩，温。用于腹痛胀满、腹水、绦虫病、胆道蛔虫病，外用于青光眼。用量6～18g，驱虫用量60g。

【中国药典记载】用种子。苦、辛，温。功能主治：杀虫消积，降气，行水，截疟。用于绦虫、蛔虫、姜片虫病，虫积腹痛，积滞泻痢，里急后重，水肿脚气，疟疾。用量3～9g，驱绦虫、姜片虫用量30～60g。

41. 嘉兰

【来源】嘉兰 Gloriosa superba L.

【阿昌族药名】莫得为

【阿昌族用药经验】用根茎。有大毒。用于鼻衄血，配青果榕、洗碗叶各30g，捣烂取汁外搽，每日两次。

42. 蔓荆子

【来源】蔓荆子 Vitex trifolia L.

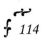

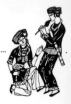

【阿昌族药名】浪尼华

【阿昌族用药经验】用叶、果实。苦、辛，平。用于感冒、头晕头痛、肌肉神经痛。用量3～9g。

【中国药典记载】用果实。辛、苦，微寒。功能主治：疏散风热，清利头目。用于风热感冒头痛、齿龈肿痛、目赤多泪、目暗不明、头晕目眩。用量5～9g。

43.薄荷

【来源】薄荷Mentha haplocalyx Briq.

【阿昌族药名】散牙香呢

【阿昌族用药经验】用全草。辛，凉。用于感冒、风热头痛、目赤、咽痛、牙痛、皮肤瘙痒。用量3～9g。水煎服。

【中国药典记载】用地上部分。辛，凉。功能主治：宣散风热，清头目，透疹。用于风热感冒、风温初起、头痛、目赤、喉痹、口疮、风疹、麻疹胸胁胀闷。用量3～6g，入煎剂宜后下。

44.翻白叶

【来源】翻白叶Potentilla fulgens Wall.ex Hook.

【阿昌族药名】阿普衣石花

【阿昌族用药经验】用根。甘、微苦，平。用于红白痢疾、肠炎、消化不良、贫血。用量3～9g，水煎服。

二、《云南民族药志》第二卷

1.土黄芪

【来源】土黄芪Malva verticillata L.

【阿昌族药名】冬葵

【阿昌族用药经验】　用种子、茎叶。甘，寒。利尿下乳，润肠通便。用于结石、乳汁不通、胞衣不下。茎叶用于黄疸型肝炎。用量

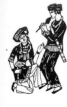

3～9g。

【中国药典记载】冬葵果Malva verticillata L.

用果实。甘、涩,凉。功能主治:清热利尿,消肿。用于尿闭,水肿、口渴、尿路感染。用量3～9g。

2. 大叶丁香

【来源】大叶丁香Eugenia caryophyllata Thunb.

【阿昌族药名】降榜

【阿昌族用药经验】本品不宜与郁金同用。用花蕾。辛,温。温脾胃,降逆气。用于胃寒呕吐逆泻、脘腹作痛。用量2.5～7.5g。

【中国药典记载】丁香Eugenia caryophyllata Thunb.

用花蕾。辛,温。功能主治:温中降逆,补肾助阳。用于脾胃虚寒、呃逆呕吐、食少吐泻、心腹冷痛、肾虚阳痿。用量1～3g。不宜与郁金同用。

3. 大麻

【来源】大麻Cannabis sativa L.

【阿昌族药名】密折岩及

【阿昌族用药经验】本品有毒。用种子。甘,平。润燥滑肠。用于体弱津亏、便秘。用量9～15g。

4. 女贞子

【来源】女贞子Ligustrum lucidum Ait.

【阿昌族药名】女贞子

【阿昌族用药经验】苦,平。滋补肝肾,乌发明目。用于肝肾阴虚、头目晕眩、头发早白。用量9～15g。

【中国药典记载】甘、苦,凉。功能主治:滋补肝肾,明目乌发。用于眩晕耳鸣、腰膝酸软、须发早白、目暗不明。用量6～12g。

5. 木豆

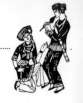

【来源】木豆Cajanus cajan（L.）Millsp

【阿昌族药名】戛齐藤

【阿昌族用药经验】辛、涩。散瘀止痛。用于黄疸型肝炎，风湿关节痛，跌打损伤，瘀血肿痛。用量8～15g。

6.石胡荽

【来源】 石胡荽Centipeda minima（L.）A.Br.et Aschers

【阿昌族药名】糖漫角萨

【阿昌族用药经验】用全草。辛，温。用于感冒鼻塞、急慢性鼻炎、过敏性鼻炎、慢性气管炎、风湿关节痛。用量3～6g，鲜品9～15g。

7.龙葵

【来源】龙葵(Solanum nigrum L.)

【阿昌族药名】龙葵

【阿昌族用药经验】苦，寒，有小毒。用于感冒发热、牙痛、慢性气管炎、泌尿系感染、癌症。用量3～9g。

8.白花蛇舌草

【来源】白花蛇舌草(Hedyotis diffusa Willd.)

【阿昌族药名】白花蛇舌草

【阿昌族用药经验】用全草。辛、淡，凉。清热解毒，活血止痛。用于恶性肿瘤、肝炎、跌打损伤。用量15～60g。

【广西中药材标准记载】用全草。辛、甘，寒。功能主治：清热解毒，利尿消肿。用于肠痈、疮疖肿毒、咽喉肿痛、毒蛇咬伤、湿热黄疸、肾炎、肝硬化、早期淋巴结核、口腔炎、汗斑、小便不利；试用于癌症。用量15～60g。

9.白豆蔻

【来源】白豆蔻(Amomum kravanh Pierre ex Gagnep.)

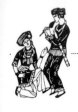

【阿昌族药名】豆蔻

【阿昌族用药经验】用果实。辛，温。用于胸腹满闷、反胃呕吐、宿食不消。用量30～60g。

【中国药典记载】豆蔻(Amomum kravanh Pierre ex Gagnep.)

用果实。辛，温。功能主治：化湿消痞，行气温中，开胃消食。用于湿浊中阻、不思饮食、湿温初起、胸闷不饥、寒湿呕逆、胸腹胀痛、食积不消。用量3～6g。

10. 冬瓜

【来源】冬瓜Benincasa hinspida(Thunb.)Cogn.

【阿昌族药名】缅瓜啊铺

【阿昌族用药经验】用果实。甘，凉。清热利尿，消肿。用冬瓜去皮取肉研细敷刀枪伤处，一天换一次。

【中国药典记载】用果皮。甘，凉。功能主治：利尿消肿。用于水肿胀满、小便不利、暑热口渴、小便短赤。用量9～30g。

11. 丝瓜

【来源】丝瓜(Luffa cylindrical(L.)Roem)

【阿昌族药名】麻奶、孟奶

【阿昌族用药经验】用叶、花、根、茎藤、维管束。苦，寒。丝瓜络用于经闭、乳汁不通、乳腺炎。叶用于百日咳。根用于鼻炎。用量：叶9～15g，藤30～60g，水煎服。

【中国药典记载】用果实的维管束。甘，平。功能主治：通络，活血，祛风。用于痹痛拘挛、胸胁胀痛、乳乳汁不通。用量4.5～9g。

12. 竹节参

【来源】竹节参(Panax japonicus C.A.Mey.)

【阿昌族药名】竹根七

【阿昌族用药经验】用根茎。甘、微苦，温。滋补强壮，散瘀止痛，止血。用于久病虚弱，产后血瘀痛，跌打损伤。用量3～9g。

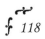

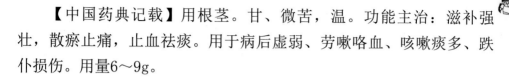

【中国药典记载】用根茎。甘、微苦，温。功能主治：滋补强壮，散瘀止痛，止血祛痰。用于病后虚弱、劳嗽咯血、咳嗽痰多、跌仆损伤。用量6～9g。

13.血满草

【来源】血满草(Sambucus adnata Wall.)

【阿昌族药名】随毛的、尼切

【阿昌族用药经验】用全草。辛、涩，温。用于风湿性关节痛、扭伤瘀血肿痛。用量15～25g。外用适量，全草捣烂敷患处。

14.向日葵

【来源】向日葵 (Helianthus annuus L.)

【阿昌族药名】松子

【阿昌族用药经验】用种子。利尿平喘，滋阴。用于截疟。

15.防风

【来源】防风(Saposhnikovia divaricata(Turcz.)Schischk.)

【阿昌族药名】来闷尼

【阿昌族用药经验】用根。辛、苦、甘，温。发汗解表，祛风湿。用于风寒感冒、头痛、无汗、偏头痛。用量3～9g，水煎服。

【中国药典记载】用根。辛、甘，温。功能主治：解表祛风，胜湿，止痉。用于感冒头痛、风疹瘙痒、破伤风。用量4.5～9g。

16.杨梅

【来源】杨梅(Myrica rubra(Lour.)Sieb.et Zucc.)

【阿昌族药名】石梢

【阿昌族用药经验】用根、树皮。用于跌打损伤、骨折、痢疾、十二指肠溃疡、烧烫伤。

17.苍耳子

【来源】苍耳子(Xanthium sibiricum Patrin ex Widder.)

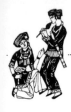

【阿昌族药名】苍耳

【阿昌族用药经验】本品有毒，以下介绍的各民族用法仅供参考，内服须遵医嘱。用种子、全草。苦，温，有毒。用于慢性鼻窦炎、副鼻窦炎、子宫出血、深部脓肿。

【中国药典记载】苍耳子（Xanthium sibiricum Patr.）

用带总苞的果实。辛、苦，温，有毒。功能主治：散风除湿，通鼻窍。用于风寒头痛、鼻渊流涕、风疹瘙痒、湿痹拘挛。用量3～9g。

18.芦根

【来源】芦根(Phragmites australis(Cav.)Trin.ex Steud.)

【阿昌族药名】芦根

【阿昌族用药经验】用根。甘，寒。用于高热、牙出血、鼻出血、气管炎。用量4.5～9g。

19.苏木

【来源】苏木(Caesalpinia sappan L.)

【阿昌族药名】苏木

【阿昌族用药经验】甘，平。用于跌打损伤、外伤出血、闭经。用量3～9g。月经过多及孕妇忌用。

【中国药典记载】用心材。甘、咸，平。功能主治：行血祛瘀，消肿止痛。用于经闭痛经、产后瘀阻、胸腹刺痛、外伤肿痛。用量3～9g。孕妇慎用。

20.枇杷

【来源】枇杷 (Eriobotrya japonica(Thunb.)Lindl.)

【阿昌族药名】当薄

【阿昌族用药经验】用果实、叶。苦，平。用于支气管炎、肺热咳喘、胃热呕吐。用量7.5～45g，水煎服。

【中国药典记载】用叶。苦，微寒。功能主治：清肺止咳，降逆止呕。用于肺热咳嗽、气逆喘急、胃热呕逆、烦热口渴。用量6～9g。

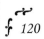

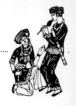

21. 苦楝皮

【来源】苦楝皮（Melia azedarach L.）

【阿昌族药名】苦楝皮

【阿昌族用药经验】用茎皮。苦，寒，有小毒。杀虫。用于蛔虫病、钩虫病、疥疮、头癣。用量6～9g。

【中国药典记载】树皮及根皮。苦，寒，有毒。功能主治：驱虫，疗癣。用于蛔、蛲虫病，虫积腹痛；外治疥癣瘙痒。用量4.5～9g。外用适量，研末，用猪油脂调敷患处。肝炎、肾炎患者慎服。

22. 苦藤

【来源】苦藤（Dregea volubilis(L.f.)Benth. ex Hook. f.）

【阿昌族药名】正共阿役

【阿昌族用药经验】用根。苦、辛，凉。用于胃痛、神经衰弱、食欲不振、便秘。用量15～30g，水煎服。

23. 使君子

【来源】使君子(Quisqualis indica L.)

【阿昌族药名】使君子

【阿昌族用药经验】甘，温，有小毒。用于蛔虫病。用量3～9g，或取熟使君子仁，儿童每次1粒，成人10～15粒，空腹一次嚼服。

【中国药典记载】用果实。甘，温。功能主治：杀虫消积。用于蛔虫、蛲虫病、虫积腹痛，小儿疳积。用量：使君子9～12g，捣碎入煎剂；使君子仁6～9g，多入丸散用或单用，作1～2次分服。服药时忌饮浓茶。

24. 狗屎兰花

【来源】狗屎兰花（Cynoglossum amabile Stapf et Drumm.）

【阿昌族药名】灰其甘旦

【阿昌族用药经验】用全草。甘，苦。用于肝炎、痢疾、尿痛、肺结核、咳嗽、外伤出血、骨折、关节脱臼。用量9～30g。

25. 鱼腥草

【来源】鱼腥草(Houttuynia cordata Thunb.)

【阿昌族药名】哈撒奶、那齐

【阿昌族用药经验】用全草。辛，寒。用于消化不良、小儿疳积、腮腺炎、黄疸型肝炎。用量15～30g。

【中国药典记载】用新鲜全草或干燥地上部分。辛，微寒。功能主治：清热解毒，消痈排毒，利尿通淋。用于肺痈吐脓、痰热喘咳、热痢、热淋、痈肿疮毒。用量15～25g，不宜久煎；鲜品用量加倍，水煎或捣汁。外用适量，捣敷或煎汤熏洗患处。

26. 韭菜根

【来源】韭菜根(Allium tuberosum Roettler ex sprengel)

【阿昌族药名】昂呢昂麦

【阿昌族用药经验】用全草、种子。辛，温。用于小儿疝气、自汗、盗汗。外用于蛇咬伤。全草适量。种子用于阳痿遗精，用量3～9g。

【中国药典记载】韭菜子，韭菜(Allium tuberosum Roettl.)

用种子。辛、甘，温。功能主治：温补肝肾，壮阳固精。用于阳痿遗精、腰膝酸痛、遗尿尿频、白浊带下。用量3～9g。

27. 香橼

【来源】香橼(Citrus medica L.)

【阿昌族药名】朗奈英

【阿昌族用药经验】用果实。辛、苦、酸，温。用于胸闷、气逆呕吐、胃腹痛、痰饮咳嗽。用量4.5～9g，水煎服。

【中国药典记载】用果实。辛、苦、酸，温。功能主治：疏肝理气，宽中，化痰。用于肝胃气滞，胸胁胀痛，脘腹痞满，呕吐噫气，痰多咳嗽。用量3～9g。

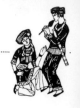

28.姜

【来源】姜(Zingiber officinale Rosc.)

【阿昌族药名】腔包

【阿昌族用药经验】用根茎。用于痰饮咳嗽。

【中国药典记载】干姜;炮姜,姜(Zingiber officinale Rosc.)
用根茎。辛,热。功能主治: 干姜温中散寒,回阳通脉,燥湿消
痰。用于脘腹冷痛、呕吐泄泻、肢冷脉微、痰饮喘咳。用量3～9g。炮
姜温中散寒,温经止血。用于脾胃虚寒、腹痛吐泻、吐衄崩漏、阳虚
失血。用量同干姜。注:炮姜为干姜的炮制品。

29.绞股蓝

【来源】绞股蓝(Gynostemma pentaphyllum(Thunb.)Makino)

【阿昌族药名】洽嘎那奴、苦苦

【阿昌族用药经验】用根茎、全草。苦,寒。用于支气管炎、传
染性肝炎、肾盂肾炎。用量0.75～1g。

【广西中药材标准记载】用全草。辛、微甘,寒。功能主治:清
热解毒,止咳祛痰,益气养阴,延缓衰老。用于胸胸膈痞闷、痰阻血
瘀、心悸气短、眩晕头痛、健忘耳鸣、自汗乏力、高血脂症、单纯性
肥胖、老年咳嗽。用量6～10g。

30.桃仁

【来源】桃仁(Prunus Persica(L.)Batsch)

【阿昌族药名】桃仁

【阿昌族用药经验】用种仁。苦、甘,平。用于痛经、闭经、跌
打损伤、疼血肿痛。用量4.5～9g,水煎服。

【中国药典记载】用种子。苦、甘,平。功能主治:活血祛瘀,
润肠通便,止咳平喘。用于经闭痛经、癥瘕痞块、肺痈肠痈、跌仆损
伤、肠燥便秘、咳嗽气喘。用量5～10g。孕妇慎用。

31.盐肤木

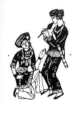

【来源】盐肤木(Rhus chinensis Mill.)

【阿昌族药名】盐肤木

【阿昌族用药经验】用根、叶。酸、咸，寒。根用于感冒发热、咳嗽、咯血。叶用于跌打伤、漆疮。用量15～60g，鲜品捣烂敷患处。

32. 臭灵丹

【来源】臭灵丹(Laggera pterodonta(DC.)Benth.)

【阿昌族药名】郎呢

【阿昌族用药经验】用全草。辛、苦，温，有小毒。用于感冒、咽喉炎、支气管炎、疟疾。用量15～25g。

【中国药典记载】用地上部分。辛、苦，寒，有毒。功能主治：清热解毒，止咳祛痰。用于风热感冒、咽喉肿痛、肺热咳嗽。用量9～15g。

33. 烟草

【来源】烟草(Nicotiana tabacum L.)

【阿昌族药名】且言

【阿昌族用药经验】用全草。辛，温，有毒。用于疔疮肿毒、头癣、毒蛇咬伤。多作外用，全草水煎搽患处。

34. 海金沙

【来源】海金沙(Lygodium japonicum(Thunb.)Sw.)

【阿昌族药名】海金沙

【阿昌族用药经验】用孢子、全草。甘，寒。用于泌尿系结石、肾炎。用量：孢子6～9g，全草15～30g，每日1剂，分两次服。

【中国药典记载】用孢子。甘、咸、寒。功能主治：清利湿热，通淋止痛。用于热淋、石淋、血淋、膏淋、尿道涩痛。用量6～15g，包煎。

35. 通关藤

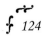

【来源】通关藤(Marsdenia tenacissima(Roxb.)Wight et Arn.)

【阿昌族药名】通光散

【阿昌族用药经验】用藤茎。苦，寒。用于支气管哮喘、乳汁不通、癌肿。用量9～15g，水煎服。

【中国药典记载】用藤茎。苦，微寒。功能主治：止咳平喘，祛痰，通乳，清热解毒。用于喘咳痰多、产后乳汁不通、风湿肿痛、疮痛。用量20～30g。外用适量。

36.黄独

【来源】黄独(Dioscorea bulbifera L.)

【阿昌族药名】黄独

【阿昌族用药经验】用块茎。苦，凉，有小毒。用于甲状腺肿大、吐血、癌肿。每次10～15g，水煎服。外用适量，捣烂或磨汁涂敷患处。

37.常山

【来源】常山(Dichroa febrifuga Lour.)

【阿昌族药名】黑恩舍恩

【阿昌族用药经验】用全草。苦，寒，有小毒。用于疟疾。用量7.5～9g。孕妇忌服。

【中国药典记载】用根。苦、辛，寒，有毒。功能主治：涌吐痰涎，截疟。用于痰饮停聚、胸膈痞塞、疟疾。用量5～9g。注意：有催吐副作用，用量不宜过大；孕妇慎用。

38.曼陀罗

【来源】曼陀罗(Datura stramonium L.)

【阿昌族药名】曼陀罗

【阿昌族用药经验】用果实、花、叶。苦，温，有大毒。用于支气管哮喘、慢性气管炎、胃痛、牙痛、风湿痛、损伤疼痛。用量0.3～0.6g，水煎服或酊膏剂。

【广西中药材标准记载】用叶。苦、辛，有大毒。功能主治：麻醉，镇痛平喘，止咳。用于喘咳、痹痛、脚气、脱肛。用量0.3～0.6g；外用适量。本品有大毒，如误服本品过量，发生中毒。

39.淡竹叶

【来源】淡竹叶Lophatherum gracile Brongn.

【阿昌族药名】瓦帮啊华

【阿昌族用药经验】用心材。甘，寒。用于心慌。用量15～25g，水煎服。

【中国药典记载】用淡竹叶的干燥茎叶。夏季位抽花穗前采割。甘、淡，寒。功能主治：清热泻火，除烦止渴，利尿通淋。用于热病烦渴、小便短赤涩痛、口舌生疮。用量6～10g。

40.博落回

【来源】博落回(Macleaya cordata(Willd.)R.Br.)

【阿昌族药名】三钱三

【阿昌族用药经验】苦、寒，有大毒，不可内服，外用适量。用于跌打损伤，风湿关节痛，下脚溃疡。

41.葫芦

【来源】葫芦(Lagenaria siceraria(Molina)Standl.)

【阿昌族药名】翁

【阿昌族用药经验】甘，平。用于水肿腹水，颈淋巴结核。用量15～30g。

42.蓝桉

【来源】蓝桉(Eucalyptus globulus Labill.)

【阿昌族药名】八草果

【阿昌族用药经验】用叶、果实。辛、苦，微温。用于感冒、发热头痛、消化不良、肠炎、腹痛。每用15～25g，水煎服。

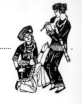

43.锦葵

【来源】锦葵Malva sinensis Cav.

【阿昌族药名】并耐杀叶

【阿昌族用药经验】微甘，凉。用于消肿止痛、疮痛。用量10g，水煎服，日服2次。鲜品外敷。

44.滇橄榄

【来源】滇橄榄Phyllanthus emblica L.

【阿昌族药名】史洽

【阿昌族用药经验】用果。用于感冒头痛、咳嗽。用量30g，水煎服。

【中国药典记载】用果。甘、酸、涩，凉。功能主治：清热凉血，消食健胃，生津止咳。用于血热血瘀、消化不良、腹胀、咳嗽、喉痛、口干。用量3~9g，多入丸散服。

45.墨旱莲

【来源】墨旱莲Eclipta prostrate L.

【阿昌族药名】朴滴京、牙荒就

【阿昌族用药经验】用全株。甘、酸，凉。用于肠胃出血、尿血、血崩、创伤出血。用量1.5~3g。用于扭伤、挫伤，适量鲜品捣敷或搽患处。

【中国药典记载】用地上部分。花开时采割，晒干。甘、酸，寒。功能主治：滋补肝肾，凉血止血。用于肝肾阴虚、牙齿松动、须发早白、眩晕耳鸣、腰膝酸软、阴虚血热吐血、衄血、尿血、血痢、崩漏下血、外伤出血。用量6~12g。

46.稻

【来源】稻Oryza sativa L.

【阿昌族药名】谷芽

【阿昌族用药经验】用种子。甘，温。用于食积不化、不思饮

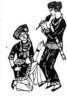

食。用量1.5～3g。

【中国药典记载】用稻的成熟果实经发芽干燥的炮制加工品。甘，温。功能主治：消食和中，健脾开胃。用于食积不消、腹胀口臭、脾胃虚弱、不饥食少。炒稻芽偏于消食。用于不饥食少。焦稻芽善化积滞，用于积滞不消。用量9～15g。

三、《云南省志·医药志》

记载的既标注有中文药名、拉丁名和阿昌族药名，又有用法、药用部位以及阿昌族用药经验的药物10种。

1.单行节肢蕨

【来源】单行节肢蕨Arthromeris wallichiana (Spreng.) Ching

【阿昌族药名】小过山龙

【阿昌族用药经验】清热解毒。传统用于肾炎、便秘。

2.中华青牛担

【来源】中华青牛担Tinospora sinensisLour.Merr.

【阿昌族药名】隔耶召娘

【阿昌族用药经验】以藤茎入药。用于风湿疼痛、跌打骨折。

3.虎杖

【来源】虎杖Polygonum cuspidatum Sieb. et Zucc.

【阿昌族药名】岩小陀

【阿昌族用药经验】根茎。用于跌打。

【中国药典记载】用根和根茎。利湿退黄，清热解毒，散瘀止痛，止咳化痰。用于湿热黄疸、淋浊、带下、风湿痹痛、痈肿疮毒、水火烫伤、经闭、癥瘕、跌打损伤、肺热咳嗽。用量9～15g。外用适量，制成煎液或油膏涂敷。孕妇慎用。

4.榼藤子

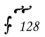

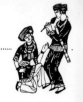

【来源】榼藤子Entada phaseoloides（L.）Merr.

【阿昌族药名】拉和

【阿昌族用药经验】用种仁。用于痉挛性疼痛、胃疼、痔疮。种子经火塘灰炮熟后，取种仁备用。

【中国药典记载】用种子。有小毒。不宜生用。补气补血，健胃消食，除风止痛，强筋硬骨。用于水血不足、面色苍白、四肢无力、脘腹疼痛、纳呆食少、风湿肢体关节痿软疼痛，性冷淡。用量10～15g。

【炮制】炒熟后去壳，研粉。

5. 大麻药

【来源】大麻药Dolichos tenuicaulia(Baker)Craib

【阿昌族药名】遭热奴

【阿昌族用药经验】用根。用于风湿疼痛、跌打损伤。

6. 芫荽

【来源】芫荽Coriandrum sativum L.

【阿昌族药名】

【阿昌族用药经验】全株。发表透疹，消食健胃。用于麻疹未透、食物积滞；外用于疮疖脓肿。

7. 朱砂根

【来源】朱砂根Ardisia crenata Sims

【阿昌族用药经验】根。用于咽喉炎、结肠炎、胃痛、疝痛、白带、风湿骨痛、跌打损伤。

【中国药典记载】用根。功能主治：解毒消肿，活血止痛，祛风除湿。用于咽喉肿痛，风湿痹痛，跌打损伤。用量3～9g。

8. 马蹄香

【来源】马蹄香Valeriana hardwickii Wall.

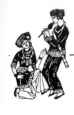

【阿昌族用药经验】根茎及根。用于小儿疳积，与剁肉蒸食。

9. 鳢肠

【来源】鳢肠Eclipta prostrata L.

【阿昌族用药经验】全株。用于扭伤、挫伤，内服外搽。

10. 水菖蒲

【来源】水菖蒲Acorus calamus L.

【阿昌族用药经验】根状茎。用于感冒，腹泻。

由于阿昌族居住地域分布广，气候、自然条件不同，故自然资源及药物资源相当丰富。仅大理州云龙县全县就有植物药材79科，172属，213种，动物药材9科、10种。植物药材分乔木9种，灌木18种，藤本21种，草本161种，真菌4种。珍稀名贵药材有云黄连（米连）、青贝、天麻、三七、红大戟和补骨脂等。

对这些丰富的药物知识的认识，是阿昌族人民在长期与疾病做斗争的过程中集体智慧的结晶。需要我们在传承的基础上，做进一步的提高。使阿昌族医药在民族医药发展的历史长河中发挥它应有的作用。

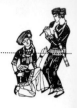

第六章　阿昌族医药代表人物介绍

第一节　德宏州梁河县阿昌族医药代表人物

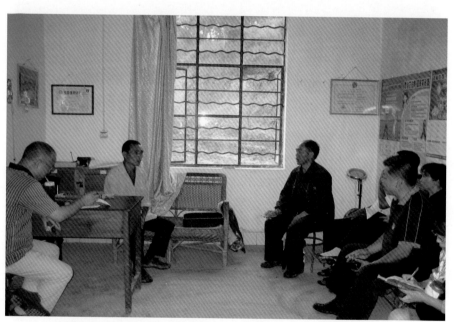

关璋村卫生室座谈会靠窗右一（梁宗昌）　2009.7.4.

梁宗昌　男，阿昌族，54岁，大专文化，主治医师，原梁河县卫生局副局长，现任主任科员。1971－1973年在德宏州卫校开门办学临床医学专业学习；1996－1998年在北京燕京医学院预防医学专业学习；1972年12月1日到梁河县卫生局工作；1973年调县防疫站工作，任预防科科长；1996年5月又调县卫生局工作，并任副局长，现任主任科员。先后参与了《德宏州卫生志》和《阿昌族今昔》的编写；主编《梁河县第二轮续修县志》"卫生"部分；撰写了《梁河县阿昌族地区农村传染病防治结果分析》和《梁河县阿昌族民间医药的变迁》等论文。

访谈时，梁主任介绍了梁河县医药卫生等相关基本情况；当地民间医疗活动情况；有一定产量的野生药材品种，如钩藤、野杜仲和鸡血藤等；开展建立以种植中草药为主的"小药园"基本情况；关璋村中草药诊疗情况以及当地肠炎、痢疾、流行性感冒、咽喉疼痛、肾炎、肾结石和骨质增生等常见病的治疗。

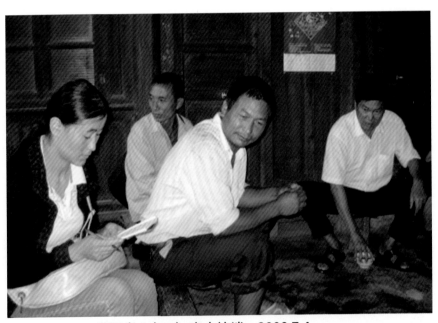

曹明孝（左二）家中访谈　2009.7.4.

曹明孝，男，阿昌族，38岁，小学毕业，曩宋关璋村村医。主治跌打损伤，主要是用"手法扶位"。常用杜仲藤、五味子和隔夜找娘等中草药混合打粉，根据患者情况，选用酒或水调合中药粉，外敷患处，每个疗程1月左右，包敷6至7包中药粉，根据患者情况，必要时也内服自配中药，疗效较好，但行医疗法无文字记载可查。据他介绍，其医技医法传承方式为家族式口传心授，主要为其公曹子良传给其父曹先良，之后其父再传给其子曹明孝。家中院子里栽种着4种常用草药。目前未带徒弟，每年就诊患者不太多。主要经济收入还是务农。

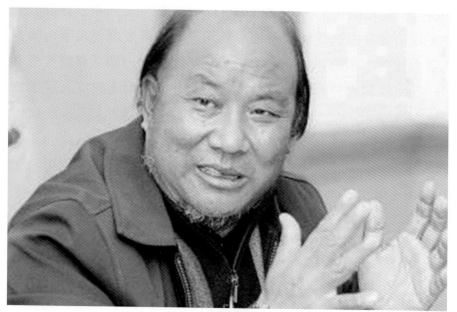

曹明强

曹明强，男，阿昌族，现年56岁，1956年生于梁河县九保阿昌族乡蛮掌村，中师毕业，诗人，曾任小学教师。全国人大代表，云南省阿昌族协会会长。云南省德宏州文联副主席，云南省德宏州民族艺术研究所副所长，现在德宏州艺术研究所工作。

曹会长对本民族传统文化有着执着追求，至今共搜集整理出版了近100万字的民间文学作品。他的热心和关怀影响着又一批青年步入文学创作的新世界。还参与创作和演出了《卖刀汉子》《圣洁的礼物》等阿昌族题材的电视剧，为阿昌族文学发展做出了积极贡献。代表作有《阿昌族窝罗新词》《我民族的背箩》《寻根》和《归来的民族》等。针对"云南省为毒品和艾滋病重灾区"这一严峻现实，2003年下半年，他在"关于将怒江以西划为特境线，加大力度遏制毒品和艾滋病蔓延"的建议提出国家要加大对德宏边境毒品和艾滋病蔓延问题的

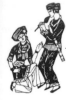

治理力度，并给予特殊的政策和资金支持。

曹会长与阿昌族医药也有着深深的渊源。由他主编的《昌汉音语言对照表》一书已完成编撰工作，目前正准备出版。其中，与阿昌族医药有关的词汇约100个。这项工作的完成，对深度了解、客观评价本民族发展历史；医药现状、发掘、整理、传承、发展以及今后阿昌族医药各项相关工作的开展等，都将具有深远的历史意义和现实意义。他说，他将尽最大努力支持阿昌族医药这项具有历史意义和现实意义的研究工作。

第二节　大理州云龙县漕涧镇阿昌族医药代表人物

一、传承关系明晰的阿昌族民间医

通过调研得知，漕涧镇有传承明晰的阿昌族民间医：第一代：左××；第二代：李华凤、左兴河、李又昌；第三代：左达中、朱文光、李正春；第四代：李宗海、李宗涛、左德荣、左德兴；第五代：左志龙、左飚、朱海燕、李瑞、朱家昆、张军文。

第一代：

左×× 　男，阿昌族，出生年月不详，已过世，是李华凤、左兴河、李又昌的师傅。具体情况不详，还需做进一步的调研。

第二代：

李华凤（1909年10月24日－1990年8月8日），男，阿昌族。曾为赤脚医生，以医治骨伤、跌打、风湿、肝病、妇科疑难杂症为主。在当时漕涧地区享有盛名，是当时当地收治病人最多的医生。可进行骨伤复位，其医治骨折主要以复位后以"比对法"外包草药为主，根据患者病情，又辅以内服草药。对风湿关节炎按疼痛、发热程度来判断。

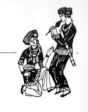

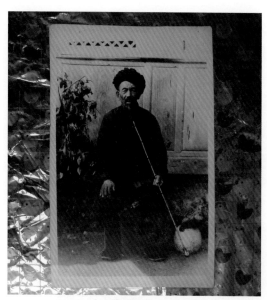

李华凤

左兴河：男，阿昌族，出生年月不详，具体情况不详，已过世。还需做进一步的调研。

李又昌：男，阿昌族，出生年月不详，具体情况不详，已过世。还需做进一步的调研。

第三代：

左达中（1935年9月－2003年6月），男，阿昌族。15岁时跟李华凤学习医术。以医治骨伤和跌打为多，其医治骨折主要以复位后以"比对法"外包草药为主，根据患者病情，又辅以内服草药。兼治当时当地各种常见病。行医50年。

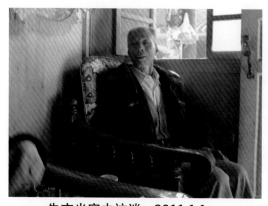

朱文光家中访谈　2011.1.1.

朱文光（1943年3月－），男，阿昌族，现住仁山村，是李华凤的堂弟。从小跟随李华凤学习医疗，1963年入伍，1972年退伍，期间在解放军62医院学习医学半年。1986年至1998年在村卫生所工作，之后在家开展民间医疗。诊断疾病常采用"五观""四柱脉"诊，结合　"摸颈动脉"等方法诊断疾病。"五观"是观其面色，面色分为青、黄、白、赤、黑。面青：病情可能与肺、胃有关；面黄：病情可能与肝、胆有关；面白：病情可能与妇科流血、肾衰竭有关；面赤：病情可能与脾、胃、肾虚有关；面黑：病情可能与肝有关。"四柱脉"为四肢脉。上肢：病人掌心向上，医生用双手的食指、中指、无名指从病人手外侧摸腕关节旁的脉，食指把寸脉，管头部；中指把关脉，管中部；无名指把尺脉，管下部。下肢：医生用双手食指把脚面上的天平脉，天平脉的位置在踝关节旁脚背中间处，管下盘，腰及以下为下盘。哪个脉有顶的感觉时，对应的器官有病变。脉又有浮脉、弱脉、迟脉和顽脉等。之后双手交叉搭在患者的双脚背上，最后再摸"颈动脉"。他说，可以判断患者血压、血脂、腰部骨质增生等情况，结合患者临床症状等对症开药。

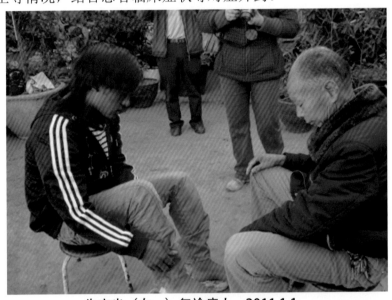

朱文光（右一）复诊病人　2011.1.1.

多次专访期间，现场目睹了有较多的患者前来治疗或复诊。主要擅长外伤、骨科（4味药、4方剂）、肾病（16味药，4方剂）、冠心病（36味药，以海中动物为主）、糖尿病（10～20余种，另有单方）、妇科炎症30余种），此外还治疗无名肿毒和痔疮等。治疗结核的药，可将其放在鸡肚子里煮，喝汤吃鸡。用药方面，他认为内接药应忌糖精。

目前，因年事已高，常用中草药多为选定专人采集，他亲自鉴别后收购。如：风草、犁头草（外用）和刺黄等。有的药如将药放在鸡肚子里埋在土里，大约一个月取出备用。他有3子1女，目前其大女儿跟随其学习医术，同时还考虑带其侄子左飚。他说，选带徒弟最低的标准是本人要愿意，善心、细心和耐心，不是家族内的徒弟也愿带。其接诊患者除来自本地外，还有许多来自德宏、保山、六库玉溪和昆明等地。其母擅长治疗妇科和脚气病，其母还跟其姥姥学习过医术。

李正春（1947年12月一），男，阿昌族，现住仁山村。小学三年级时下放劳动。14～15岁开始跟随其爷爷李华凤学习医术，23岁出道行医。曾当过赤脚医生，参加赤脚医生培训一次。兼任生产队长9年。当时有"李家草药接筋接骨有名气"的说法。他在继承李华凤治疗骨伤和跌打损伤医技医法的基础上，又在治疗泌尿系结石方面有独到之处，并且化石与排石相结合，他说，"砂石""焦石"难化。以患者治疗前后影像学检查为判断标准。

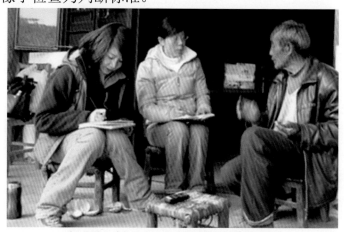

李正春（右二）家中访谈　2011.1.1.

诊断疾病多用"五观""四柱脉"诊，同时必看舌，闻患者呼出之气。还考虑一年四季对病情变化的影响。"五观"，看面色的青、黄、白、赤和黑。面青：病情可能与胃寒有关；面黄：病情可能与肝、胆及发热有关；面白：病情可能与妇科流血和胃有关，也可能和肚里有虫有关；面赤：病情可能与身体重伤有关；面黑：病情可能与肺、肝脏有关。"四柱脉"，为四肢脉。上肢：病人掌心向上，医生用双手的食指、中指、无名指从病人手外侧摸腕关节旁的脉，食指把寸脉，管头部；中指把关脉，管中部；无名指把尺脉，管下部。下肢：医生用双手食指把脚面上的天平脉，天平脉的位置在踝关节旁脚背中间处，管下盘，腰及以下为下盘。哪个脉有顶的感觉时，对应的器官有病变。脉又有浮脉、弱脉、迟脉和顽脉等。舌主要是看舌体，舌体黄，可能是内体热，还可能与肝、胆有关；舌体白可能是胃寒。再结合患者临床症状等对症开药。

他认为，人体肾脏为大，心脏第二；肝肺有病难治；头昏、头晕病在肾脏。治疗肾结石、膀胱结石和胆结石一般首诊开3副药，二诊开6副。他说，结石药，量大小、吃的时间的长短这些问题一定要注意。外伤出血多的病人应先调血、活血，再养血。

在当赤脚医生期间，自己亲自上山采药、自煎自服，观察其安全性，之后再用于患者。用药主要以阿昌族草药"三角刺"为主药，辅以其他草药10余种，效果很好。草药均自采，治病以纯草药为主，一般每年8月15号之后采药。常用狗响铃、本地木通和蒲公英等。他认为，消炎药用多了骨容易老化。

他还认为，当地结石多发其原因可能与家畜摄入饲料过多、人饮用水所含矿物质偏多、生活习惯以及环境污染等多因素有关。他说，虽然治病"脉理"不太懂，但是将现代医学与老祖宗传下来的经验结合得很好。其行医风格是"不包医"，动态观察患者病情变化，必要时转诊；其用药风格首先要排除副作用，之后才考虑其治疗作用。当地患者数量最多时候为20世纪80年代末期至90年代中期。现年事已高，加之生活经历坎坷，精力日趋下降，已不上山采药，需要时亲自购买。现已很少从事医疗活动。目前带有徒弟2人，其一为他的侄子，在保山；其二为他的大儿子。他说，还准备再带2～3个徒弟，如果还有人愿意学，无论家族内或家族外的都愿意带。

第四代：

李宗海（1956年11月—），男，阿昌族，现住仁山村。毕业于云龙县卫训班，1984年开始行医，1994年参加乡村医生工作。现在仁山村卫生室工作。他从小就非常喜欢学习医术。11～12岁开始"偷师学艺"；16岁随祖父李华凤从漕涧镇铁厂村来到仁山村。在仁山村读小学，漕涧云龙二中读初中。从小跟随祖父认药看病，其家传主治病种是骨伤科及妇科。现有骨伤科用药13种（有接骨1号和2号），妇科用药约100余种。平时多自学《中医学》。

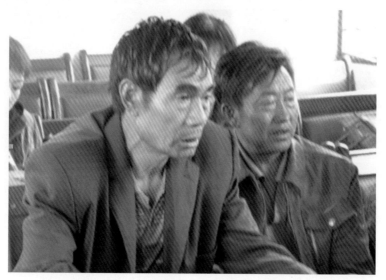

仁山村座谈会（前排左一）李宗海　2010.6.19.

诊断疾病时多采用"五观""四柱脉"诊，结合望、闻、问、切。"五观"是主观其面色。面色分为青、黄、白、赤、黑，辅观眼、舌及面部斑点。面青：病情可能与胃有关；面黄：病情可能与肝、胆及发热有关；面白：病情可能与妇科流血和胃有关，也可能与肚里有虫有关；面赤：病情可能与身体重伤有关；面黑：病情可能与肺、肝脏有关。"四柱脉"，上肢：病人掌心向上，医生用单手或双手的三指（食指、中指、无名指）从病人手外侧摸腕关节旁的动脉。下肢：医生用单手或双手三指（食指、中指、无名指）把脚背上的动脉；把脉时可以只摸单只手的脉或脚的脉，也可同时把两只手的脉或两只脚的脉，可以把左手、右脚的脉，也可把右手、左脚的脉，左手、左脚的脉，右手、右脚的脉，但要四肢都要把过一遍脉，判断上下强弱，整体分析病症。必要时可以辅以把颈动脉、手指挤压捏挤膝关节旁的大腿皮肤。

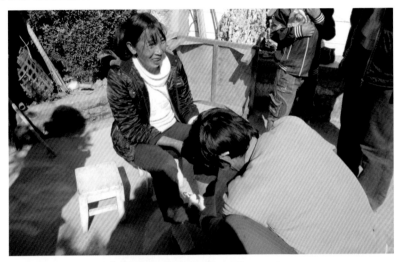

李宗海给病人换药　2011.1.1.

他认为，左手脉弱提示脑供血不足，而右手脉弱提示心脏供血不足。现为仁山村村医的他仍用家传之法治疗骨病，用药部位多为全草、树皮，治疗所用草药按祖上配方混合打粉，根据患者情况，用水或酒调合包敷患处。

专访期间，刚好有患者复诊，现场目睹了李老医生复诊患者全过程。他说，那个病人是车祸，已照X光片，腓骨骨折，现在包药第9天，肿已基本消除。药粉用温水调合，敷在患处，用消毒纱布包好。在继承祖辈骨伤、跌打的基础上，平时接触病种还有风湿、胃肠、肾结石和乙肝等方面的病。骨折病人多用"比对法"判定疗效。

他还说，妇女子宫下垂用独定子时要禁甜食；白带多用寄生、蒲公英根时要忌叶绿素；当地多发肾结石和胆结石与水质和饮食等因素有关，结石0.8cm以下的可以排出；接诊的乙肝患者中有7例转阴，只用草药4味，主要是消炎、抗菌、排毒。所用药材多为自采或到街上购买，常用草药有见水蓝、寒片和接骨木等。

　　目前他的四女儿跟他学习医术，他表示，只要对方愿意学，无论家族内或家族外的徒弟都愿意带。

　　李宗涛（1962年－）　男，阿昌族，现住仁山村。12岁开始跟祖父李华凤学习。27岁开始独立行医，30岁开始任村主任，2010年下半年卸任。在学习祖父以治疗骨伤、跌打和妇科疑难杂症为主的基础上，自己还治疗胆囊炎，胃疼、骨质增生和妇科炎症等。

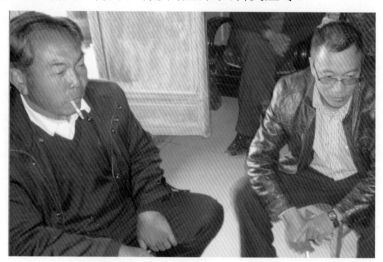

李宗涛（左一）家中访谈　2011.1.30.

　　诊病时多用"五观""四柱脉"法，再结合问诊。"五观"是观其面色。面青：可能与肺有关；面黄：可能与脾有关；面白：可能身体出血有关；面赤：可能与心脏有关；面黑：可能与肾脏有关。"四柱脉"诊是医生用双手的食指、中指、无名指把头部动脉（太阳穴位置），头部动脉管上部，用双手的食指、中指、无名指从病人手外侧摸腕关节旁的动脉，手部动脉管中部，用双手食指把脚背上的踝关节旁脚背中间处的动脉，脚部动脉管下部，看脉的跳动是否有异，判断机体的上、中、下部位和左右部位是否有病。

　　骨折患者多用"比量法"。即用绳子分别测量伤肢和另一肢的长度，以判断伤肢恢复的程度。他还认为，颈动脉、手动脉、脚动脉三个部位脉搏跳动应协调，这样就说明身体的气、血就运行正常。在患者服药后多追踪是否"反胃"，以及时调整其用药。他说，病人接诊后，先稳定病情，根据病人情况，或者送医院，或者留下治疗，一定不能耽误病情。外伤药多用冷水或米汤调和，必要时加一定量面粉调敷，以增加黏度，保持药效。用药与地点的温度有关系，寒冷地方的病人多用热药；而热带地方的人多用寒药。所用中草药鲜品或干品均用。药材多为自采或到街上购买，常用药近100种，如七叶岩坨、青叶胆和风草等，认药近300种。半年近有100多病人，其中40例左右为骨折患者，10例左右为胆囊炎，40例左右为胆结石。骨伤病人复位用的夹板材质与季节有关。如夏天用柳板、秋天用梧桐等。目前未带徒弟，但他表示，只要愿意学，无论家族内或家族外的徒弟都愿意带。

左德荣（1958年6月一　），男，阿昌族。现住铁厂。跟父亲左达中学习医术10多年。2000年开始独立行医。擅长治疗骨伤、跌打和风湿，兼治当地各种常见病。多用自采草药。

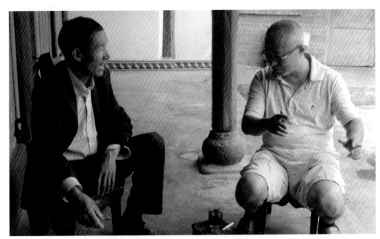

左德荣(左一)家中访谈　2011.8.12.

他说，诊病主要看脉理，问病情很重要，要仔细问、细心听。对"五观"有他自己的看法。他认为，面色灰绿，疾病可能与肺部有关；面色灰白，疾病可能与胃有关；面色黑，疾病可能与肝脏有关；面色赤，身体可能有炎症。对"四柱脉"也有自己的看法：脉有手脉和脚脉，脉分寸、关、尺。手脉和脚脉跳动有力，说明这个人的身体状况良好。跌打损伤一般不摸脉。认药200种左右。在他家里看到血藤、鸡血藤、金丝杜仲、惊风草和金粉草等已晾干药材。

左德兴（1963年5月—），男，阿昌族，现住仁山村。主要是跟父亲左达中学习医术。已行医30多年，擅长治疗骨伤、跌打、风湿、肾病，兼治当地各种常见病。主要使用祖传药方，根据病人病情，在此基础上又进行加减。他认为每年的农历八月十五采药最好。一般90%的药用植物都是自己采。家的房前屋后栽有10多种常用草药。他说，一般不用管它，任它自己长，不会死，这种方式和野生的差不多。这与现代仿野生栽培药用植物的理念不谋而合。

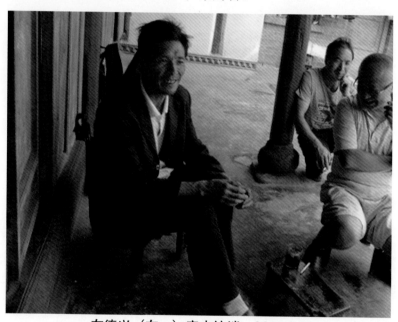

左德兴（左一）家中访谈　2011.8.12.

第五代：

左志龙（1975年12月—），男，阿昌族，现住铁厂。毕业于昭通卫校，于2001年进入乡村医生队伍，现在铁厂村卫生所工作。2010年开始随其爷爷左达中学习民间医药，主要是男科、妇科、接骨和风湿。他自己很喜欢阿昌族祖辈流传下来的医药，平时主要涉及跌打、外伤、骨伤和骨质增生等多种病种。对关节炎有独到的治疗方法，采用当地草药马虱子叶外包和其他草药内服。常用药有刺五加、三方草（三国草）和叶下花等。他说，在传承祖辈医技医法的基础上，还要有自己的创新。

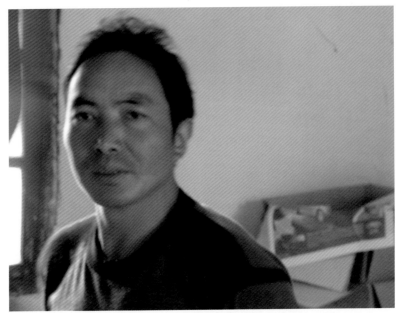

云龙县漕涧镇表村卫生室访谈左志龙　2010.6.19.

对于"五观"，他有自己的理解。他认为，主要是看面色、眼、唇色、舌、鼻，兼看鼻液。腹痛还要看面部表情、走路姿势和说话语气。对民间阿昌医常用有毒药用植物有一定的认知和钻研。尝试了一些有毒药用植物中毒的解救办法。

目前，他在虚心向前辈和同事学习的同时，还打算在专业知识和学历等方面有所提高，以便更好地在各方面开展工作。

左飚（1972年10月—）　男，阿昌族，中共党员，主治医师，现住漕涧镇，是朱文光的侄子。1992年毕业于临沧卫校；1997年毕业于大理学院临床医疗专业。现任云龙县漕涧中心卫生院院长。

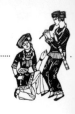

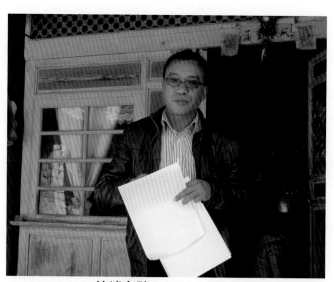

访谈左飚　2011.1.30.

　　作为一院之长的他，不忘阿昌族医药的根基所在，始终关心、关注着阿昌族医药的现状，并做了大量工作。他深知，能有今天是漕涧这方热土培育了他。在行政管理的同时，左飚从不舍弃专业知识。他热爱本民族文化，与当地阿昌族打成一片，经常深入阿昌族地区，了解阿昌族文化，钻研和学习阿昌族民间医药，关心当地民间医生。由于他对阿昌族民间医药的热爱和执着，当地民间医生表示愿意将本民族的一些单方和验方传授给他。由他主持的《云龙县漕涧镇仁山村阿昌族民间医药现状研究》获得云龙县卫生局优秀论文奖、大理学院2008级临床医疗专业优秀论文奖。

　　他表示，今后将一如既往地关心、关注和参与阿昌族医药的相关工作，支持阿昌族医药的发展；同时致力于在漕涧打造云南省阿昌族专科，为更好地解决当地群众就医、为阿昌族医药的传承和发展，做出他应有的贡献。

　　朱海燕（1972年10月－），女，阿昌族，是朱文光的大女儿，现住仁山村。平时自学医药方面的知识。于2007年起随其父亲学习医术。目前尚未自主行医。主要还是向父亲学习用"五观""四柱脉"和摸颈动脉等方法诊断疾病，用家传组方或在此基础上根据病人病情调整

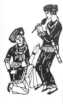

组方，或者自拟组方为病人进行治疗。治疗病种主要有宫颈炎、阴道炎、小叶增生、子宫肌瘤等妇科疾病；颈椎和腰椎骨质增生；痛风和风湿以及肾脏等方面的疾病。平时还跟其父亲认药，与其他药农一起上山采药，进行药用植物的加工炮制。家中还栽有几种常用的鲜药。目前认药可到300种左右。

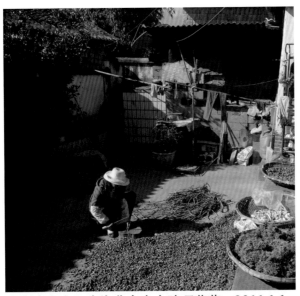

朱文光大女儿朱海燕在家中晾晒草药　2011.1.1.

李瑞（1991年6月—），女，阿昌族，是李宗海的四女儿，现住仁山村。15岁开始跟随父亲上山采药。于2010年在云龙县二中高中毕业。现在丹梯小学带语文和数学两门文化课。课余时间自学医药方面的知识，跟其父学习医术，

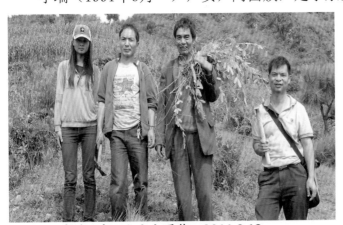

李瑞（左一）山上采药　2011.8.12.

主要还是向父亲学习用"五观""四柱脉"等方法诊断疾病，用家传组方或在此基础上根据病人病情调整组方，或者自拟组方为病人进行治疗。治疗病种主要有骨伤、妇科和一些常见病等。目前认药200种左右。

朱家昆（1962年—），男，阿昌族，是李正春的侄子。现在保山。已独立行医多年。20多岁开始跟李正春学习医术、上山采药。主

要还是向师傅学习用"五观""四柱脉"等方法诊断疾病，用家传组方或在此基础上根据病人病情调整组方为病人进行治疗。治疗病种主要有骨伤、肺结核、肾结石、胆囊炎和一些常见病等。目前认药300种左右。

张军文（1986年—），男，阿昌族，是李正春的大儿子。现住仁山村。22岁跟随其父亲李正春学习医术、上山采药。主要还是向其父亲学习用"五观""四柱脉"等方法诊断疾病，用家传组方或在此基础上根据病人病情调整组方为病人进行治疗。治疗病种主要有骨伤、肾脏病、胆囊炎和一些常见病等。目前已独立接诊病人。所用草药多是他自己亲自上山采集。认药300种左右。

第三节 其他阿昌族民间医名单

一、梁河县卫生局梁宗昌主任提供的其他阿昌族民间医名单

曹先良，男，梁河县曩宋关璋村。
梁照裕，男，梁河县曩宋关璋村。
扬枝培，男，梁河县上弄别村。
赵兴玉，女，梁河县那乱村。
王留弟，女，梁河县勐科村。

二、2010年6月24日下午3：00，在德宏州陇川县户撒中心卫生院会议室召开有关座谈会，与会者提供的阿昌族民间医名单

赖国顺，男，阿昌族，户撒乡朗光，治疗骨折。
石友发，男，阿昌族，户撒乡芒捧，治疗肝炎、风湿。

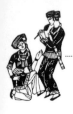

李惠芝，女，阿昌族，户撒乡芒捧，治疗癫痫、抽风。

熊丽杰，女，阿昌族，户撒中心卫生院，治疗风湿。

三、已过世的户撒乡阿昌族民间医名单

李米新，男，阿昌族，治疗常见病。

李成方，男，阿昌族，治疗常见病。

许明德，男，阿昌族，在集市上卖草药。会治膀胱癌。

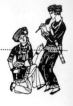

主要参考资料

1. 杨承德，等. 云龙文史资料（第一辑）[M]. 保山：《保山报》社印刷厂，1986.

2. [清]陈希芳纂修，周祐校点. 云龙州志（雍正本）[M]. 保山：《保山报》社印刷厂，1987.

3. 段一全. 梁河阿昌族今昔[M]. 昆明：云南民族出版社，2003.

4. 刘江. 阿昌族文化史[M]. 昆明：云南民族出版社，2000.

5. 赵兴倬. 阿昌族文化论坛[M]. 昆明：云南民族出版社，2003.

6. 傅仕敏. 阿昌族百年实录[M]. 北京：中国文史出版社，2010.

7. 张绍云. 中国拉祜族医药[M]. 昆明：云南民族出版社，1996.

8. 朱兆云，等. 云南民族药志（第一卷）[M]. 昆明：云南民族出版社，2008.

9. 朱兆云，等. 云南民族药志（第二卷）[M]. 昆明：云南民族出版社，2009.

10. 李文辉. 云南省志·医药志（卷70）[M]. 昆明：云南人民出版社，1995.

11. 格桑顿珠，等. 云南省志·民族志（卷61）[M]. 昆明：云南人民出版社，2002.

12. 尧挥彬. 云南省志·卫生志（卷60）[M]. 昆明：云南人民出版社，2002.

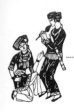

结 语

  《阿昌族医药简介》是在对阿昌族医药有关的文献进行整理和对阿昌族医药现状进行调研的基础上编写而成的。由于历史上记载阿昌族医药的文献较少，并且有阿昌族医药记载的文献也是描述药的多，而记录医的少。加之阿昌族聚居的地区主要是在边远地区，要长时间对阿昌族医生进行追踪观察比较困难，所以只对阿昌族的医疗思想和核心理论做了一定的探索及调研。

  笔者是在兼顾本职工作的同时参与项目工作的，所以项目工作也是断断续续，在文献阅读整理上有疏漏的地方在所难免，加之时间和写作水平有限，所以全书在内容安排和取舍，以及叙述上有不妥和错误的地方，敬请读者见谅。

  能够开展本课题的研究并顺利达到预定的研究目标，要感谢在项目工作中给予我们大力支持的朋友们。他们是：德宏洲卫生局、腾冲县卫生局、梁河县卫生局和陇川县户撒乡卫生院、大理州卫生局及乡政府等部门的有关同志及有项目涉及到的各位阿昌族医生等，特别是云龙县漕涧中心卫生院的领导及相关同志给予了大力的支持，没有他们的帮助我们的研究任务是无法完成的，在此一并向他们表示衷心的感谢！